Kohlhammer

Werner Giebel und Mirko Galić

Die medizinische Doktorarbeit

Anleitung
zu selbständiger wissenschaftlicher
Arbeit für Studenten
in der Medizin und Zahnmedizin

4. Auflage

Verlag W. Kohlhammer

Die Deutsche Bibliothek – CIP-Einheitsaufnahme

Giebel, Werner:
Die medizinische Doktorarbeit : Anleitung zu selbständiger wissenschaftlicher Arbeit für Studenten in der Medizin und Zahnmedizin / Werner Giebel und Mirko Galić. – 4., überarb. und erw. Aufl. – Stuttgart ; Berlin ; Köln : Kohlhammer, 2000
ISBN 3-17-016642-5

Dieses Werk einschließlich aller seiner Teile ist urheberrechtlich geschützt. Jede Verwendung außerhalb der engen Grenzen des Urheberrechts ist ohne Zustimmung des Verlags unzulässig und strafbar. Das gilt insbesondere für Vervielfältigungen, Übersetzungen, Mikroverfilmungen und für die Einspeicherung und Verarbeitung in elektronischen Systemen.

4., überarbeitete und erweiterte Auflage 2000

Alle Rechte vorbehalten
© 1990/2000 W. Kohlhammer GmbH
Suttgart Berlin Köln
Verlagsort: Stuttgart
Cliparts: CorelDraw
Gesamtherstellung:
W. Kohlhammer Druckerei GmbH + Co: Stuttgart
Printed in Germany

Inhaltsverzeichnis

Einführung 11

1.	**Vorbemerkungen zur Dissertation**...........	14
1.1	Dauer einer medizinischen Doktorarbeit.......	19
1.2	Zeitpunkt der medizinischen Doktorarbeit.....	20
1.3	Zeitplan für die Doktorarbeit	21
1.4	Doktorvater.............................	24
1.4.1.	Suche eines Doktorvaters...................	24
1.4.2.	Kompetenz eines Doktorvaters	25
1.5	Thema der Doktorarbeit	29
1.5.1.	Die »gute« Doktorarbeit	30
1.5.2.	Die »einfache« Doktorarbeit.................	32
1.6	Aufteilung einer Doktorarbeit	32
1.6.1.	Theoretische und praktische Einarbeitung......	33
1.6.2.	Schriftlicher Bericht.......................	35
2.	**Das Literaturstudium**......................	39
2.1	Literatursuche (»manuell«)	39
2.1.1	Handbücher..............................	40
2.1.2	Monographien und Übersichtsartikel (Reviews) .	40
2.1.2	Laufende Zeitschriften.....................	41
2.2	Current contents auf PC....................	41
2.3	Literatursuche per Computer................	42
2.3.1	Internet: Zugang, Nutzen, Orientierung, Begriffe.................................	42
2.3.2	Literatursuche im Internet	46
2.3.3	Zeitschriften im Internet	48
2.3.4	Newsgroups..............................	49
2.3.5	Email	50
2.4	Lesen der Originalliteratur...................	51
2.4.1	Die Auswahl der Publikationen	52

2.4.2	Das Studium der Publikationen	52
2.4.3	Problematik des Resultatvergleichs	53
2.4.4	Dokumentation der Publikationen	54
3.	**Gliederung und Aufbau einer wissenschaftlichen Arbeit**	**56**
3.1	Einleitung und Problemstellung	58
3.1.1	Historische Einleitung	58
3.1.2	Problemstellung (Motivation, Zielsetzung)	60
3.2	Material und Methoden	61
3.3	Ergebnisse	63
3.4	Diskussion (der Ergebnisse)	64
3.4.1	Diskussion der Bedeutung der eigenen Ergebnisse	65
3.4.2	Diskussion der Fehlermöglichkeiten	65
3.4.3	Diskussion im Zusammenhang	66
3.5	Zusammenfassung (der Ergebnisse)	69
3.6	Literatur(-Verzeichnis)	70
3.7	Titelseite, Widmung, Danksagung, Lebenslauf	73
3.8	Abstract	74
3.9	Drucklegung	74
3.10	Kosten	75
3.11	Empfehlung	76
3.12	Stil	76
3.13	EDV-Einsatz bei der Doktorarbeit	81
3.13.1	EDV-Nutzung: Vorteile, Nachteile, Anwendungsgebiete	81
3.13.2	Texterstellung, Textbearbeitung, Ausdruck	82
3.13.2.1	Texterstellung	83
3.13.2.2	Formatvorlagen	85
3.13.2.3	Grafiken einbinden	85
3.13.2.4	Ausdruck	86
3.13.3	Tabellenkalkulation (Excel für Anfänger)	87
4.	**Spezielle Hinweise zu einzelnen Arbeitsgebieten**	**90**
4.1	Biochemische und klinisch chemische Arbeiten	91
4.2	Molekularbiologie	93
4.3	Histochemie	99
4.3.1	Enzymhistochemie	100

4.3.2	Immunhistochemie	101
4.4	Histologie	103
4.4.1	Lichtmikroskopie	104
4.4.1.1	Fixierung, Einbettung, Schneiden	105
4.4.1.2	Färbung	106
4.4.1.3	Mikrophotografie	107
4.4.2	Elektronenmikroskopie	108
4.4.2.1	Fixierung, Einbettung, Schneiden	110
4.4.2.2	Färbung	110
4.4.2.3	Analyse am Elektronenmikroskop	111
4.4.3	Lernen der Histopathologie	111
4.4.4	Morphometrie	112
4.5	Klinische Untersuchungen	113
4.5.1	Prospektive Studien	114
4.5.2	Retrospektive Studien	115
4.6	Tierexperimente	117
4.7	Statistik	119
5.	**Anhang**	124
5.1	Erfahrungen mit einer medizinischen Doktorarbeit nach dem Examen (von Ulrich Pfeil)	124
5.2	Kriterien zur Quantifizierung der Lebensqualität (nach Karnofsky)	127
6.	**Sachwortregister**	128

Vorwort zur 4. Auflage

Neue Techniken verändern den Ablauf einer medizinischen Doktorarbeit sowohl im Labor oder in der entsprechenden Funktionseinheit als auch bei der Auswertung und der Niederschrift am PC. Das Grundgerüst bleibt jedoch erhalten.
Ein Teil der Kenntnisse, die man für eine Doktorarbeit braucht, bleibt über viele Jahre unverändert. Das bezieht sich zum Beispiel auf die Gliederung der Arbeit und den Stil sowie auf die Notwendigkeit des Literaturstudiums vor Beginn der Untersuchungen, vergleichbar mit den unveränderten Fakten der Anatomie, die auch in der modernen Medizin benötigt werden.
Einige Neuerungen, die sich aus technischen Entwicklungen ergeben, kommen im Laufe der Jahre hinzu. So kann heute die Literatursuche mit dem Computer von jedem Studenten selbst durchgeführt werden. Dasselbe gilt für die Textverarbeitung am PC. Bei den Untersuchungsmethoden ist seit der ersten Auflage (1990) vor allem die Molekularbiologie zur routinemäßig eingesetzten Methode geworden. Deshalb ist die schon dritte Auflage um diese Methode und das Arbeiten am PC erweitert worden. Neu hinzugekommen ist ein Abschnitt über Tabellenkalkulation (Excel).
In den letzten Jahren verdichten sich die Anzeichen für die Verringerung der Anzahl kompetenter Doktorväter. Die Fälle des Abbruchs einer Doktorarbeit wegen unzureichender Kenntnisse und Fähigkeiten des Doktorvaters werden immer häufiger. Deshalb sind in der vierten Auflage zusätzliche, massive Warnungen vor einer zu leichtfertigen Entscheidung für eine bestimmte Sorte von Doktorvätern hinzugekommen.
Herrn Dr. Markus Schwab (Molekularbiologie) und Herrn Armin Kappel (Arbeiten am Computer) danken wir für ihre Mitarbeit an dieser Auflage. Die redaktionelle Arbeit unterstützten Herr Oliver Ehrler vor allem mit der Bearbeitung der Cliparts und Herr Dr. Gottfried Wandel durch Korrekturlesen, wofür ich beiden danke.

Tübingen, im Mai 2000   Dr. habil W. Giebel
                                                     Prof. Dr. M. Galić

Einführung

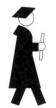

Wissenschaftliche Arbeiten auf dem Gebiet der klinischen Medizin stellen sowohl an den Studenten wie auch an den Anleitenden (Doktorvater) besondere Anforderungen. Dies beruht nicht so sehr auf der Schwierigkeit der Materie. Die Schwierigkeiten bestehen hier vor allem wegen der geringen Information, die die Studenten zu diesem Fragenkomplex während des Studiums erhalten und der wenigen Zeit, die sowohl dem klinisch tätigen anleitenden Arzt als auch dem Studenten zur Verfügung steht.

In den letzten Jahren hat sich ein zusätzliches schwerwiegendes Problem ergeben. Bei einer ganzen Reihe von Anleitenden ist die Kompetenz fraglich. Deshalb liegt ein besonderer Schwerpunkt dieser Anleitung auf den Möglichkeiten, die ein Student hat, die Kompetenz des prospektiven Doktorvaters zu testen. Nichts ist mißlicher für den Studenten als die Feststellung im Verlauf der Untersuchungen, daß dem Doktorvater sowohl die theoretischen Kenntnisse als auch die praktischen Erfahrungen auf dem Arbeitsgebiet fehlen.

Dadurch ist zunächst die Vermittlung von Grundkenntnissen betroffen. Beide Seiten, also sowohl der Doktorvater als auch der Student, klagen deshalb über den Ablauf solcher Arbeiten. Die Anleitenden klagen in letzter Zeit immer häufiger über die geringen Vorkenntnisse der »jungen Wissenschaftler«. Dies bezieht sich vor allem auf technische Probleme. Die Studenten bedauern dagegen, daß der Anleitende zu wenig Zeit für sie hat.

Die eigene Erfahrung hat gezeigt, daß schon ein einstündiges Seminar über zehn Wochen zu diesem Thema genügend Grundtatsachen vermitteln kann, die dem Studenten außerordentlich nützlich sind. Auf Wunsch der Studenten wurden die wichtigsten Einzelheiten schriftlich niedergelegt. Aus diesem Skriptum, das das Seminar begleitet, ist ein selbständiges Buch geworden.

Es existieren zwar schon genügend Bücher über die Erarbeitung und die Niederlegung von wissenschaftlichen Arbeiten, besonders auf medizinischem Gebiet – was den besonderen Bedarf auf diesem Fachgebiet verdeutlicht –, aber meistens wird auf die Probleme der Anfänger nicht eingegangen.

Hier sollen vor allem die grundlegenden Anfänge dargestellt werden. Weiterführende Anleitungen liegen bereits vor. Viele einzelne Punkte entsprangen den Fragen und Anregungen von Doktoranden. Dabei zeigte sich, daß auch ein Anleitender, der selbst schon ausreichende Erfahrungen auf diesem Gebiet hat, sich gelegentlich nicht vorstellen kann, welche Aufgaben für einen Doktoranden Schwierigkeiten mit sich bringen, weil letzterer auf dem Gebiet der wissenschaftlichen Forschung noch unerfahren ist.

Der Medizinstudent hat in der Regel keine rechte Vorstellung davon, was ihn bei seiner Dissertation erwartet. Er lebt in bezug auf das Thema »Doktorarbeit« meist in einer Traumwelt, die mit der Realität nur sehr wenig zu tun hat. Wenn er sich dann an den harten Fakten stößt, tut dies weh. Daraus entsteht zwangsweise Enttäuschung und Frustration. Dieses Buch soll den Studenten, die eine Doktorarbeit durchführen wollen, helfen, die notwendigerweise auftretenden Frustrationen so gering wie möglich zu halten.

Mit der vorliegenden Schrift soll der Student theoretisch auf Tatsachen, die ihn erwarten können, vorbereitet werden. Es gibt sehr viele Dinge, die sich der Medizinstudent vor Beginn seiner Doktorarbeit nicht vorstellen kann. Dazu gehören: technische Probleme, methodische Schwierigkeiten, statistische Komplikationen, schwierige Doktorväter und anderes.

Das Ziel dieses Buches ist es, Doktoranden rechtzeitig, d. h. schon vor Beginn der Arbeit, mit möglichst vielen z. T. detaillierten Kenntnissen vertraut zu machen. Dies vereinfacht die Durchführung der Doktorarbeit bzw. einer Forschungsarbeit erheblich. Die rechtzeitige und bessere Planung führt sicherlich auch zu einer ausgereifteren Arbeit.

Ohne ausreichende Planung und Organisation der technischen Abläufe bis ins Detail ist jede Arbeit von vornherein mit einem starken Handicap belastet. Begriffe wie Planung, Organisation und Übung werden heute häufig als antiquiert angesehen und deshalb belächelt und so weit zur Seite geschoben, daß sie nicht mehr anwendbar zu sein scheinen.

Hinzu kommt, daß das Hochschulstudium nicht dazu anleitet, alle technischen Vorarbeiten einschließlich der Bestellung von

Materialien selbständig durchzuführen. Es ist ganz sicher sinnvoll und notwendig, daß in den Praktika, die der Student durchgeführt hat, wie anatomischer Präparierkurs, physiologisches Praktikum, physiologisch-chemisches Praktikum etc. alle Geräte und Materialien für die einzelnen Lehrversuche vom entsprechenden Personal exakt vorbereitet sind und nach dem Praktikum auch wieder gereinigt und neu hergerichtet werden. Dasselbe gilt für die Tätigkeiten der Ärzte in der Allgemeinpraxis, in der Ambulanz, auf der Station einer Klinik oder im OP etc.
Das medizinische Studium und die ärztliche Tätigkeit gestalten sich selbst durch eine meist unbeeinflußbare zeitliche Abfolge von Anforderungen, die akut erledigt werden müssen. Ein exakter mittelfristiger eigener Zeitplan ist deshalb nicht erforderlich. Das selbständige Planen und Arbeiten ohne regelmäßige von außen kommende Forderungen ist ganz ungewohnt und deshalb oft nicht einfach zu bewältigen. Insbesondere der ständige Wechsel von festen Vorlesungszeiten und der selbstorganisierten Forschungsarbeit stellen erhöhte Anforderungen an den »jungen Forscher«.
Bei der Dissertation wie auch bei jeder anderen wissenschaftlichen Arbeit ist der Forschende jedoch von vornherein auch in allen organisatorischen Details auf sich selbst angewiesen. An Universitätskliniken steht üblicherweise kein Personal zur Verfügung, das, wie die Schwestern und Pfleger im klinischen Bereich, im Bereich der Forschung die organisatorische Kleinarbeit übernimmt.
Jeder, der eine wissenschaftliche Arbeit beginnt, ohne sich diese notwendige Eigenständigkeit von vornherein völlig klargemacht zu haben, wird im Verlauf der Arbeit immer stärker den Eindruck gewinnen, daß er unüberwindbaren Hindernissen gegenübersteht. Wer sich aber von Anfang an bewußt ist, daß er alle Arbeiten bis ins kleinste Detail weitgehend selbständig planen und durchführen muß, wird bei ausreichender Organisation die Probleme lösen können.
Es ist das Anliegen dieser Anleitung, den Studenten für diese Aufgabe, die er im wesentlichen selbständig durchführen und planen muß, eine Hilfestellung zu geben. Vor allem soll der Hinweis auf eine vernünftige zeitliche Planung helfen, die Arbeit rechtzeitig vollenden zu können.

1. Vorbemerkungen zur Dissertation

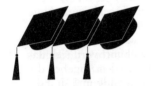
Zur Erlangung des Doktortitels wird in der Regel eine Dissertation (Doktorarbeit) und ein Rigorosum (mündliche Prüfung) gefordert. Wobei in der Medizin häufig auf ein Rigorosum verzichtet wird. Wenn bei der Abgabe der Arbeit die Abschlußprüfung (Staatsexamen) allerdings mehr als fünf Jahre zurückliegt oder das Examen im Ausland abgelegt wurde, ist ein Rigorosum meistens notwendig.

In der überwiegenden Zahl der Studienfächer wird die Doktorarbeit nach Abschluß der Regelstudienzeit durchgeführt. Bei den »Geisteswissenschaften« ist der Abschluß der Magister Artium (MA) oder das Staatsexamen. Die Naturwissenschaftler, die Techniker und die Volk- und Betriebswirte (TH, TU) beenden ihr Studium mit einem Diplom (Dipl.). Wer in diesen Fächern ein Studium abgeschlossen hat, hat bereits eine wissenschaftliche Arbeit (Diplomarbeit, Magisterarbeit, Examensarbeit) durchgeführt, bevor er mit der Doktorarbeit beginnt. Deshalb sind die Doktoranden in diesen Fächern bereits mit den grundsätzlichen wissenschaftlichen Arbeitstechniken vertraut.

In der Medizin wird die Doktorarbeit meistens während des zweiten Studienabschnittes (klinische Semester) durchgeführt. Die Dissertation ist für die Mediziner die erste wissenschaftliche Arbeit, mit der sie sich beschäftigen. Außerdem haben sie sich im Rahmen ihres Studiums keine Grundkenntnisse auf diesem Gebiet aneignen können.

Ein weiterer grundlegender Unterschied besteht darin, daß der Medizinstudent seine Doktorarbeit während des Regelstudiums beginnt und, wenn er seine Zeit entsprechend plant, auch beendet. In den übrigen Studienfächern hat der Doktorand »ganztägig« Zeit für seine Doktorarbeit. Teilweise können in den Naturwissenschaften die Doktoranden sich selbst dadurch finanzieren, daß sie Hilfsassistentenstellen bzw. halbe Assistentenstellen ha-

ben. Das heißt, sie sind bei den Seminaren und Praktika beschäftigt. In der Regel bleibt ihnen aber sowohl während des Semesters als auch in den Semesterferien mehr Zeit, als ein Medizinstudent zur Verfügung hat.
Auf die Frage, welchen Sinn eine medizinische Doktorarbeit hat, gibt es vielfältige Antworten:
Die einfachste Antwort ergibt sich aus der täglichen Praxis. Die Patienten gehen nun einmal zur »Frau Doktor« bzw. zum »Herrn Doktor«.
Diese Aussage trifft für die jetzt tätigen niedergelassenen Ärzte noch zu. Die Geburtstagstafeln des Ärzteblattes enthalten etwa 3 bis 4 % Ärzte ohne den Titel Dr. med., während die übrigen ca. 96 % den Doktortitel tragen. In der Zukunft wird sich das wahrscheinlich entscheidend ändern, wie aus den Angaben des Statistischen Bundesamtes hervorgeht. In Abbildung 1 sind die Zahlen von 1960 bis 1990 zusammengestellt. Dabei handelt es sich um die prozentualen Angaben der abgelegten Doktorprüfungen im Vergleich zu den insgesamt abgelegten Prüfungen (Staatsexamen, Magisterprüfungen, Diplomprüfungen) im entsprechenden Studienjahr. Damit läßt sich zwar nicht exakt aussagen, wieviel Prozent der Studenten, die ihr Regelstudium abgeschlossen haben, auch eine Doktorprüfung absolviert haben, weil beides nicht in demselben Studienjahr erledigt werden kann. Aber über den Verlauf der Jahre läßt sich relativ genau feststellen, wie groß der Anteil der promovierten Akademiker in den einzelnen Fächer ist.
Für alle Studienfächer zusammen liegt der Prozentsatz der Promovierten zwischen 15 und 20 % (Abb. 1), in der Humanmedizin lag der Prozentsatz im Jahr 1970 bei 80 %. In den folgenden Jahren sank der Anteil der promovierten Mediziner ständig (1980: 63 %, 1985: 65 %) und liegt 1990 wieder bei 71 %. Dieser Rückgang der abgeschlossenen Doktorarbeiten gilt neben der Humanmedizin auch für die Zahnmedizin und die Veterinärmediziner (Abb. 2). Falls dieser Trend so anhält, folgt daraus, daß in Zukunft etwa zwei Drittel der Mediziner den Doktortitel tragen und das andere Drittel sich als Ärzte ohne Doktortitel niederlassen. Dies ist sicherlich eine deutliche Veränderung gegenüber früher. Welche Gründe dafür in Frage kommen ist nicht bekannt.
Mehrere Gründe können dabei eine Rolle spiele. Es ist möglich, daß die medizinischen Doktorarbeiten schwerer geworden sind. Ebensogut ist es aber möglich, daß die Anleitung durch den Doktorvater weniger intensiv ist als früher. Außerdem kann die Stei-

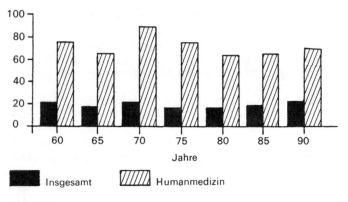

Abb. 1

gerung der Studentenzahl in der Medizin dazu geführt haben, daß nicht mehr eine ausreichende Anzahl von Themen für Doktorarbeiten angeboten wird, die mit den Kenntnissen eines Medizinstudenten durchgeführt werden können. Jedenfalls zeigen die Erfahrungen der letzten Jahre, daß wie früher 80 % der Medizinstudenten eine Doktorarbeit beginnen, aber ein großer Teil die Arbeit nicht beenden bzw. abgeben.

Die Anzahl der Promovierten ist in einigen Fachgebieten steigend, so z. B. bei den Sprach- und Kulturwissenschaften, bei den Rechtswissenschaften und bei den Mathematikern und Natur-

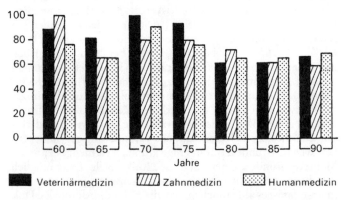

Abb. 2

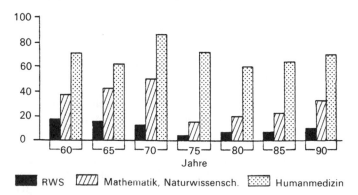

Abb. 3

wissenschaftlern (Abb. 3). Innerhalb der Naturwissenschaften bildet die Chemie eine Ausnahme (Abb. 4). Dort lag der Anteil der Promovierten von 1960 bis 1970 bei etwa 80 %. Von 1975 (40 %) steigt der Prozentsatz ständig und liegt 1990 mit 66 % geringfügig unter dem bei den Medizinern.

In den meisten Fachgebieten beweist der wissenschaftliche Nachwuchs mit seiner Doktorarbeit, daß er in der Lage ist, ein umfangreiches wissenschaftliches Werk selbständig zum Erfolg zu führen. Damit qualifiziert er sich für die Tätigkeit als Forscher in der Industrie oder an der Universität.

Diese Qualifikation als selbstverantwortlicher Forscher ist für

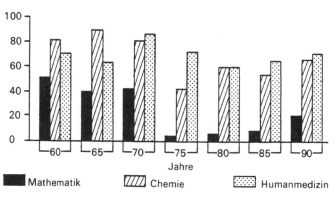

Abb. 4

den praktisch tätigen Mediziner nicht notwendig. Der »Praktiker« sollte aber die medizinische Forschung kennengelernt haben. Das ist nur möglich, indem man sich selbst damit beschäftigt. Bisher haben fast alle Mediziner bestätigt, daß sie durch die Doktorarbeit ihren Einblick in die medizinische Forschung erweitert haben und sich dadurch häufig auch ihre Einstellung zum Beruf verändert hat. Das Lesen von Primärliteratur steigert die Kritikfähigkeit erheblich. Zunächst einmal ist es für den Medizinstudenten überraschen, daß Dinge, die er gelernt hat, in der Originalliteratur nicht exakt bewiesen sind. Zum Teil gibt es auch Originalarbeiten, die das Gegenteil von dem beweisen, was er gelernt hat. Der kritische Umgang mit den Publikationen und dem Lehrbuchwissen helfen dem Promovierten zu einem selbstbewußteren Umgang mit den medizinischen »Schulweisheiten«.

Sicherlich ist bei der Stellensuche nach dem Staatsexamen ein promovierter Mediziner im Vorteil gegenüber denen, die keine Doktorarbeit durchgeführt oder abgeschlossen haben. Der Chefarzt bzw. der Oberarzt, der unter den Bewerbern auf eine Stelle als PJ'ler, Aip'ler oder Assistenzart zur Facharztausbildung auswählt, wird nicht deshalb auf den Doktortitel achten, weil er einen ausgewiesenen Wissenschaftler einstellen will. Aber er weiß, daß der Student, der im klinischen Studienabschnitt seine Doktorarbeit zu Ende geführt hat, damit bewiesen hat, daß er auch in schwierigen Situationen durchhalten kann und seine eigene Frustrationstoleranz sehr genau kennt.

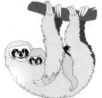

Immer wieder findet sich bei Studenten der Medizin die folgende Einstellung zur Promotion: »Ich brauche einen Doktortitel, um meine beruflichen Chancen zu verbessern. Ich habe kein Interesse an wissenschaftlicher Arbeit. Deshalb sind die Universität, die Fakultät und die Professoren verpflichtet, mir ein Thema zu geben, bei dem ich ohne Probleme, ohne Anstrengung und ohne eigenes Interesse innerhalb von etwa sechs Wochen die Doktorarbeit erledigen kann. Und jeder, der meine Idee nicht voll unterstützen will, ist weltfremd und geht an der Realität vorbei.« Mit einer solchen Grundeinstellung kann niemand eine Doktorarbeit fertigstellen. Die meisten Professoren und Dozenten erkennen beim sich vorstellenden Studenten diese Haltung und werden in einem solchen Fall keine Arbeit vergeben.

1.1 Dauer einer medizinischen Doktorarbeit

In der klinischen Medizin sollte man sich auf eine Arbeitszeit von drei bis fünf vollen Monaten ganztägiger Arbeit für die praktischen Untersuchungen einstellen. Dies entspricht etwa 600 Stunden, oder zwei ganzen Semesterferien. Hinzu kommen: das Literaturstudium, praktische Übungen, schriftlicher Bericht vor den praktischen Untersuchungen und das Zusammenschreiben der Arbeit.

Zu dem Punkt 5 »Schreiben der Arbeit« soll schon an dieser Stelle eine Bemerkung eingeschoben werden. »Schreiben der Arbeit« bedeutet für die meisten Medizinstudenten »Auswertung der Ergebnisse« und »Schreiben der Arbeit«. Wie später noch ein-

---

Zeitaufwand für eine medizinische Doktorarbeit:

1. Literaturstudium:
   acht Wochen während des Semesters
2. Praktische Übungen:
   vier bis acht Wochen während des Semesters
3. Literaturbericht:
   vier bis sechs Wochen während des Semesters; diese drei Tätigkeiten können gleichzeitig durchgeführt werden.
4. Durchführung der Untersuchungen:
   drei bis fünf Monate ganztägig in den Semesterferien oder sechs bis sieben Monate während des Semesters.
   Dabei ist es notwendig, ganze Wochenenden für die Untersuchungen zu verwenden. Das bedeutet im Klartext: *Von Freitagnachmittag bis Sonntagabend außer den notwendigen Schlaf- und Eßpausen nur Arbeit.*
5. Schreiben der Arbeit:
   vier bis acht Wochen ganztägig in den Semesterferien
   drei bis vier Monate während des Semesters (mit Arbeitswochenenden)
   drei bis fünf Jahre nach dem 2. Staatsexamen während der klinischen Tätigkeit als PJ'ler oder AIP. (Siehe dazu: 6.1 Erfahrungen mit einer medizinischen Doktorarbeit nach dem Examen S. 119 ff.)

mal ausführlicher besprochen wird, sollte die »Auswertung der Ergebnisse« während der »Durchführung der Untersuchung« kontinuierlich erfolgen. Wenn man dies so durchführt, hat man nach Beendigung der Untersuchungen die statistischen Berechnungen und die Erstellung von Grafiken weitgehend erledigt.
Die Tabellenkalkulation ist dafür ein unverzichtbares Hilfsmittel. Die Arbeit mit EXCEL sollte heute jedem bereits vor dem Beginn der Untersuchungen geläufig sein. An allen Universitäten werden entsprechende Kurse angeboten. Man kann dann alle Werte gleich eingeben und regelmäßig graphische Zwischenauswertungen durchführen. Dies erhöht die Anschaulichkeit der Befunde für den Studenten erheblich.
Das »Schreiben der Arbeit« beschränkt sich damit auf die »Formulierung«. Dabei ist es nützlich, wenn nicht sogar notwendig, diese schriftliche Niederlegung direkt im Anschluß an die Untersuchungen durchzuführen, weil man einen Großteil der Fakten noch im Kopf hat. Dies klingt eigentlich logisch, wird aber in vielen Fällen nicht so verwirklicht. Je größer der Zeitraum zwischen der »Durchführung der Untersuchungen« und dem »Schreiben der Arbeit« wird, um so problematischer und langwieriger wird diese Aufgabe. Es ist also dringend anzuraten, die Doktorarbeit sofort nach der Beendigung der Untersuchungen zu schreiben. Das erleichtert und verkürzt diesen Teil der Doktorarbeit erheblich.
Man kann also die Arbeit innerhalb eines Jahres komplett erledigt haben. Weil aber von den fünf Ferienmonaten pro Jahr in der Regel zwei bis vier Monate wegen Urlaub und Famulatur für die Arbeit entfallen, verteilt sich häufig die Arbeit auf drei Semester. Es ist deshalb nicht unrealistisch, zwei Jahre für die Dissertation zu veranschlagen, weil ja Literaturstudium und Zusammenschreiben der Arbeit auch Zeit brauchen.
Diese Zeitangaben mögen vielen Medizinstudenten unrealistisch erscheinen, weil sie bisher von kürzeren Zeiten gehört haben. Immer wieder ist das Gerücht im Umlauf, man könne seine Doktorarbeit innerhalb von zwei Monaten erledigen, wenn man eine »einfache statistische Arbeit« durchführt. Solchen Äußerungen fehlt jeder Realitätssinn. Machen Sie nicht den Fehler und fallen auf so etwas herein. Die hier aufgeführten Zeitangaben entsprechen den Erfahrungen von fast dreißig Jahren Tätigkeit als Doktorvater

1.2 Zeitpunkt der medizinischen Doktorarbeit

Aus den genannten Gründen ist es empfehlenswert, sich bereits im 1. oder 2. klinischen Semester um eine Doktorarbeit zu kümmern, damit die letzten Semester und Ferien für die Vorbereitung auf das Examen zur Verfügung stehen.
Häufig wird der Einwand gebracht, daß der Medizinstudent zu einem so frühen Zeitpunkt noch zu wenig Einblick in das Fach habe, und sich auch noch nicht festlegen könne, welche klinische Ausrichtung er anstrebe. Dazu wäre folgendes zu sagen:
1. Es ist keineswegs notwendig, daß man die Doktorarbeit in dem Fach durchführt, in dem man Gebietsarzt werden will. Falls man sich schon zu Beginn der klinischen Semester fest entschlossen hat, an derselben Universität seine Gebietsarztweiterbildung zu absolvieren, kann es günstig sein, die Dissertation an der gewählten Klinik durchzuführen. Dies ist aber keinesfalls eine Garantie, daß man dort auch eine Stelle als AIP und später als Assistent erhält.
Meist sind die Themen von Dissertationen so speziell, daß sie für die praktische Tätigkeit als Arzt kaum Bedeutung haben. Es ist sicherlich richtig, daß eine Arbeit über ein Thema, das sich mit grundlegenden medizinischen Problemen befaßt, wie Herz-Kreislauf, rheumatische Erkrankungen, Immunologie oder Infektionen, einen deutlichen Wissenszuwachs auf diesem Gebiet erbringt. Themen zu solchen allgemeinen Problemkreisen sind jedoch rar.
2. Die notwendigen Vorkenntnisse zur Durchführung der Doktorarbeit lassen sich in den meisten Fällen rasch aneignen. Es zeigt sich allgemein, daß man durch zwei oder drei Semester »klinischer Erfahrung« die Voraussetzungen zur Bearbeitung der speziellen Fragestellungen nicht wesentlich verbessern kann.

1.3 Zeitplan für die Doktorarbeit

Insgesamt stehen zwölf Semesterferienmonate zur Verfügung.
Davon abzuziehen sind:

Examensvorbereitung (2. und 5. Semester)	4 Monate
Famulatur	4 Monate
Urlaub	2 Monate

Klin. Semester	Tätigkeit im Semester	Tätigkeit in den Semesterferien	Dauer der Ferien (Monate)
1.	Seminar bzw. Buch lesen	Themensuche / Literaturstudium	2
2.	Literaturstudium / meth. Übungen	1. Staatsexamen / Bericht schreiben	3
3.	Untersuchungen	Untersuchungen	2
4.	Untersuch. / Zus. d. Ergebnisse	Untersuchungen / Schreiben	3
5.	Schreiben	Schreiben / Examensvorbereitung	2
6.	Examensvorbereitung	2. Staatsexamen	

Somit verbleiben zwischen dem 2. und 6. Semester noch 2 Ferienmonate für die Durchführung der Doktorarbeit.
Häufig wird von Studenten eingewendet, ein solcher Zeitplan sei nicht einzuhalten. Die Untersuchungen würden sich häufig aus Gründen, die der Student nicht in der Hand hat, wesentlich verzögern. Dies ist sicherlich immer wieder der Fall. Das kann aber nicht bedeuten, daß man auf eine selbstverantwortliche Planung völlig verzichtet. Bei der eigenen Zeitplanung für die Doktorarbeit sollte man also versuchen, noch einige Wochen als Reserve mit einzuplanen.
Wer sich ernsthaft vornimmt, als Mediziner die Universität mit dem Doktortitel zu verlassen, wird darin auch keine Schwierigkeit sehen. Denn es ist ihm klar, daß die Doppelbelastung von Studium und Doktorarbeit und den notwendigen Famulaturen während der Semesterferien eine ganz andere Belastung bedeutet, als die vorklinischen Semester.
Es soll selbstverständlich nicht verlangt werden, daß jeder Medizinstudent die entsprechenden Einschränkungen der Freizeit mit Verzicht auf größere Ferienreisen und ähnlichem auf sich nimmt. Es ist ja nicht gefordert, daß jeder Medizinstudent eine Doktorarbeit durchführt. Doch jeder, der eine Doktorarbeit beginnt und

sich ernsthaft vornimmt, sie auch zu beenden, sollte sich klar machen, daß er sich gewisse Einschränkungen selbst auferlegen muß. Immer wieder wird in diesem Zusammenhang darauf hingewiesen, daß es möglich sei, ein zusätzliches Semester einzuschieben, um seine Doktorarbeit fertigzustellen. Das ist sicherlich sehr sinnvoll, wenn man das zu einem Zeitpunkt tut, bei dem man bereits einen großen Teil der Arbeit erledigt hat und es sich nur noch darum handelt, die Ergebnisse zu komplettieren und die Arbeit zu schreiben. Während des Studiums kann ihnen die Fakultät kein »Freisemester« bewilligen, wenn die Begründung dafür die Doktorarbeit ist.

Wer nach dem zweiten Staatsexamen bis zum Beginn des praktischen Jahres ein halbes Jahr für seine Doktorarbeit einplanen will, muß verschiedene Punkte berücksichtigen. Diese Zeit kann nur dann wirklich uneingeschränkt für die Doktorarbeit genutzt werden, wenn die finanzielle Situation abgesichert ist. Wer seinen Lebensunterhalt durch Jobben (z. B. durch Nachtwache) selbst bestreiten muß, ist während dieser Zeit nicht voll einsatzfähig. Dadurch wird die Doktorarbeit meistens verzögert.

Selbst wenn die finanzielle Situation absolut gesichert ist, ist es nicht sinnvoll, erst nach dem zweiten Examen nach dem Thema für eine Doktorarbeit zu suchen. Dadurch geht für die eigentliche Arbeit zu viel Zeit verloren. Außerdem steht man zeitlich unter Druck und kann sich seine Arbeit nicht sorgfältig auswählen. Es ist also ratsam, sich schon rechtzeitig vor dem zweiten Staatsexamen um das Thema einer Arbeit zu kümmern und sich in die Literatur sowie in die Methoden und Techniken so weit einzuarbeiten, daß man nach dem Examen sofort und gezielt mit den Untersuchungen beginnen kann.

Aus eigener Erfahrung ist es »günstiger«, die Doktorarbeit während des Studiums zu beginnen und zu beenden, als ein zusätzliches halbes Jahr zwischen dem zweiten Staatsexamen und dem praktischen Jahr einzuschieben.

Es ist sehr ratsam, sich an diesen Zeitplan zu halten. Damit kann man sicherstellen, daß die Dissertation geschrieben und abgegeben ist, bevor man mit den Vorbereitungen für das zweite Staatsexamen beginnt.

Früher wurde vorgeschlagen, die Arbeit nach der 2. Ärztlichen Prüfung zu schreiben. Während der Tätigkeit an einer Klinik im PJ oder als AIP bleibt jedoch viel weniger Zeit als zumeist angenommen wird. Dadurch verzögert sich die Fertigstellung der Dissertation erheblich, meistens um drei bis fünf Jahre. Ein beträchtlicher Teil der Doktoranden erreicht sein Ziel zu promovieren sogar nie. Siehe dazu: Erfahrungen mit einer medizinischen Doktorarbeit nach dem Examen (Anhang).

1.4 Doktorvater

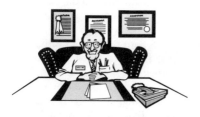

Jeder Habilitierte kann in eigener Verantwortung Dissertationen vergeben. Auch ein Nicht-Habilitierter kann »de facto« Doktorvater sein, wenn ein Habilitierter »de jure« die Verantwortung übernimmt.*

Der Doktorvater soll die selbständige wissenschaftliche Arbeit anleiten. Er muß also wesentlich mehr Überblick über das entsprechende Fach und das spezielle Thema haben als der Doktorand, was in der Regel der Fall ist. Außerdem sollte er in der speziellen Thematik auch in der neuesten Literatur einigermaßen belesen sein.

1.4.1 Suche eines Doktorvaters

Kurz nach dem Physikum hat der Medizinstudent außerordentlich geringe Informationen darüber welche Personen sich in den einzelnen Kliniken mit wissenschaftlichen Fragestellungen beschäftigen und um welche Themen es sich dabei handelt.
Praktischer Hinweis: Einfach losmarschieren und in verschiedenen Kliniken gleichzeitig fragen. Manche Kliniken haben Listen, in denen Themen angeboten werden. Vorinformationen darüber, wer regelmäßig Doktorarbeiten vergibt, kann man sich in den Bibliotheken der einzelnen Kliniken holen, wo die bisherigen Dissertationen ausliegen. Dort sind die Dissertationen allerdings in der Regel alphabetisch nach den Namen der Doktoranden geordnet. Deshalb benötigt man einige Zeit , bis man alle Anleiten-

---

* In der klinischen Medizin werden die Doktoranden häufig von erfahrenen Assistenten angeleitet, wie die Praxis zeigt. Dies umfaßt die gesamte Betreuung von der Vergabe des Themas bis zur verantwortlichen Erstellung der Beurteilung.

den, die zur Zeit noch an der Klinik tätig sind aufgespürt hat. Deren Namen sind auf der Rückseite des Titelblattes als 1. Referent aufgeführt.
Zusätzlich kann man im Internet die homepage der Klinik besuchen und findet dort Angaben zu den Forschungsgebieten. Für einzelne Personen eines Klinikums lassen sich über Medline Publikationslisten erstellen, aus denen man ersieht, was der Professor oder Dozent bereits veröffentlicht hat. Bei der Anfrage nach einer Doktorarbeit macht es einen sehr guten Eindruck, wenn der Student das Arbeitsgebiet des prospektiven Doktorvaters bereits kennt.
Informationen über den Personenkreis, der Doktorarbeiten vergibt, erhält man im Chefsekretariat der entsprechenden Klinik. Dort erfährt man, ob der Direktor bzw. die Oberärzte und Assistenten Doktorarbeiten vergeben.
Die Pforte ist eine sehr praktische Anlaufstelle. Die Pförtner wissen meistens ziemlich genau, welche Professoren, Dozenten und Assistenten Doktoranden anleiten. Diese Information ergibt sich bei den Pförtnern einfach dadurch, daß Studenten, die zur Zeit mit einer Doktorarbeit beschäftigt sind, an der Pforte nachfragen, wo ihr Doktorvater sich momentan aufhalten könnte. Wenn der Pförtner kooperativ ist, fragt er gleich telefonisch bei dem einen oder anderen Doktorvater an, ob er derzeit bereit ist, weitere Doktoranden anzunehmen. Wenn es einem Studenten gelingt, auf diese Weise potentielle Doktorväter ausfindig zu machen, hat er sehr viel Zeit gespart. Diese »Nachfrage beim Pförtner« ist noch nicht so verbreitet, daß sie immer Erfolg verspricht. Der Student sollte es dennoch versuchen, denn es gibt keine Stelle, bei der er ohne lange Wartezeiten in knapper Form so umfangreich informiert werden kann.

1.4.2 Kompetenz eines Doktorvaters

Der positive Verlauf einer medizinischen Doktorarbeit ist ganz entscheidend vom Doktorvater abhängig. Ein erfahrener Doktorvater weiß sehr genau, welches Thema von einem Studenten der Medizin oder Zahnmedizin im vorgegebenen Zeitrahmen erfolgreich bearbeitet werden kann. Die Wahl des Doktorvaters ist für das Gelingen einer Arbeit von ganz entscheidender Bedeutung. Deshalb sollte die Auswahl außerordentlich ernst genommen werden. Ist die falsche Entscheidung getroffen worden,

wird der Wechsel zu einem anderen Doktorvater wegen der knappen Zeit sehr schwierig. Vor allem weil man erst relativ spät feststellt, wenn der Doktorvater inkompetent ist.
Ein Student kann sich zu Beginn seines klinischen Studienabschnitts überhaupt nicht vorstellen, mit welcher Selbstsicherheit und Selbstüberschätzung einige Anleitende in der Lage sind, Arbeiten zu vergeben, die zum Scheitern verurteilt sind, weil der Anleitende weder die Theorie noch die Praxis des Themas einigermaßen überblickt.
Es kann nicht intensiv genug darauf hingewiesen werden, daß der Student bei der Wahl seines Doktorvaters außerordentlich überlegt und kritisch vorgehen muß. Wer das nicht beachtet, schadet sich selbst. Schon oft ist die Äußerung gefallen: »Hätte ich doch das, was in dem Büchlein steht, wirklich ernst genommen, dann wäre mir vieles erspart geblieben.«
Die Kompetenz des Doktorvaters läßt sich bereits beim ersten Gespräch beurteilen (siehe Checkliste Phase 1). Besonders ist darauf zu achten, wie das Thema bzw. der Problemkreis erläutert wird. Gibt sich der prospektive Doktorvater die Mühe, das Thema bzw. das Projekt in einer Sprache zu vermitteln, die ein Student am Beginn seines klinischen Studienabschnitts begreifen kann, so ist dies positiv zu beurteilen. Spezielle Fachausdrücke und Abkürzungen werden in der Regel gehäuft von denen benutzt, die damit ihre geringen Fachkenntnisse verschleiern wollen. In solchen Fällen wird auffälligerweise häufig zusätzlich betont, es handle sich um ein völlig neues Arbeitsgebiet. Es mag ja sein, daß derjenige, der so ein Thema vergibt, auf diesem Gebiet ein Neuling ist. Für den Studenten ist das aber später bei der Durchführung der Untersuchungen eher eine zusätzliche Belastung.
Besonders kritisch zu beurteilen ist die Äußerung, es liege noch wenig oder keine Literatur vor.
Wenn eine Doktorarbeit angeboten wird, die etwas »absolut Neues« bearbeiten soll und diese »Neuheit« dadurch unterstrichen wird, daß es auf diesem Gebiet noch »gar keine Literatur« gibt, dann ist Vorsicht geboten. Es ist naheliegend, daß der Doktorvater auf diesem Gebiet noch sehr »frisch und unternehmungslustig« ist und deshalb auf ein intensives Literaturstudium verzichtet hat. »Dieses Thema ist absolut neu oder völlig neu« bedeutet in den meisten Fällen: »Ich habe keine Ahnung, was da läuft. Der Doktorand soll sich gefälligst die Mühe machen, den wissenschaftlichen Gehalt und die technischen Abläufe meines Geistesblitzes erst sich und dann mir klar zu machen.«

»Es gibt noch gar keine Literatur oder kaum Literatur« heißt: »Ich habe kein Interesse daran, mich zu diesem Thema zu informieren. Jedenfalls habe ich bisher noch nichts darüber gelesen und ich habe mich auch nicht bemüht herauszufinden, ob es schon ähnliche Literatur, vielleicht in einem anderen Fach, gibt.«

Es ist für einen Doktoranden mißlich, wenn er im Verlauf der Doktorarbeit feststellt, daß sein Doktorvater über das Arbeitsgebiet nicht ausreichend informiert ist. Außerdem sollte man sich informieren, ob der Doktorvater ausreichend Zeit hat bzw. sich nehmen will, um regelmäßig (etwa alle ein bis zwei Monate) das Erarbeitete zu besprechen.

Bereits bei den ersten Besprechungen über die Vergabe des Themas ist es für den Studenten durchaus sinnvoll, genau hinzuhören. Auch als wissenschaftlicher Anfänger, der der Medizinstudent zu diesem Zeitpunkt ja ist, ist er in der Lage festzustellen, ob die Vorstellungen des Doktorvaters präzise sind und inwieweit er den Ablauf der Arbeit abschätzen kann. Besonders günstig ist es, wenn der Doktorvater über diesen Themenkreis zu dem die zu vergebende Arbeit gehört, bereits Doktorarbeiten vergeben und abgeschlossen hat und selbst schon einige Publikationen geschrieben hat. Doktorarbeiten zu übernehmen, die für die entsprechende Klinik »Pilotprojekte« sind, sollten sich nur diejenigen Studenten zutrauen, die absolut überzeugt sind, daß sie technische und wissenschaftliche Probleme selbständig und ohne intensive Anleitung lösen können. Man sollte von sich selbst wissen, daß man auch bei mittleren bis größeren Frustrationen aktiv und intensiv weiterarbeiten kann.

Wenn der Student einige Themenvorschläge von verschiedenen Anleitenden (Professoren, Dozenten, Assistenten) erhalten hat, beginnt eine sehr wichtige Phase. Zu diesem Zeitpunkt sollte er beginnen, die Studenten zu befragen, die bereits eine Doktorarbeit bei dem entsprechenden Doktorvater durchführen, ob sie mit der Betreuung zufrieden sind. Diese Quelle gibt die sichersten Informationen darüber, wieviel Zeit der Doktorvater sich nimmt, welche Literaturkenntnisse er hat, inwieweit er Erfahrung hat mit der Auswertung der Arbeit inklusive Statistik usw.

Weil ein Student einen anderen in der Regel sehr offen informiert, wird man oft viel Negatives hören. Die Klagen über den eigenen Doktorvater sind häufig – und manchmal auch berechtigt. Aber an den Zwischentönen wird auch der Unerfahrene heraushören,

> Checklisten: Kompetenz des Doktorvaters. Phase 1
> Positivliste:
> - Das Problem wurde verständlich erläutert.
> - Aktuelle Literatur ist bekannt.
> - Eigene Publikationen liegen vor.
> - Der Themenkreis wurde schon von anderen Studenten bearbeitet.
> - Die Methoden sind geläufig.
> - Die biometrische Planung liegt vor.
> - Die Genehmigung nach dem Tierschutzgesetz liegt vor.
> - Die Genehmigung der Ethikkommission liegt vor.
> - Die Finanzierung ist gesichert.
>
> Negativliste:
> - Das Thema ist ganz neu.
> - Die Informationen zu dem Thema sind unpräzise.
> - Unkenntnis wird durch Fachausdrücke kaschiert.
> - Es liegt keine Publikation vor.
> - Der Doktorvater hat auf diesem Gebiet noch nicht gearbeitet.
> - Ein Antrag auf Finanzierung ist vorgesehen bzw. gestellt.
> - Ein Antrag nach dem Tierschutzgesetz ist vorgesehen bzw. gestellt.
> - Ein Antrag bei der Ethikkommission ist vorgesehen bzw. gestellt.
> - Statistik ist nicht geplant.

bei welchen der Anleitenden es sich lohnt, eine Arbeit zu beginnen.

Diese »Testung des Doktorvaters« sollte jeder sehr ernst nehmen. Wenn sich später herausstellen sollte, daß der ausgewählte Doktorvater sich »als Stiefvater« erweist, ist das ausgesprochen unangenehm. Solche Probleme kann der Studierende vermeiden, wenn er die Auswahl des Doktorvaters mit Bedacht vornimmt.

Für den Erfolg bei der Doktorarbeit ist die Person des Doktorvaters viel entscheidender als die Wahl des Themas.

1.5 Thema der Doktorarbeit

Das Thema einer medizinischen Doktorarbeit legt in der Regel der Doktorvater fest. Es kommt in der Medizin praktisch nie vor und ist auch in anderen Fächern nicht üblich, daß ein Student mit einem Themenvorschlag an einen Habilitierten herantritt mit der Bitte, dieses Thema als Dissertation zu akzeptieren.
Häufig hört man von den Studenten: »Ich möchte ein Thema, das mir Spaß macht.« In einem solchen Gedanken sind zwei grundsätzliche Fehler enthalten:
1. Auf Grund der geringen Erfahrung kann ein Medizinstudent in dieser Phase des Studiums nicht beurteilen, wie eine Doktorarbeit ablaufen soll und welche Themen als Doktorarbeiten vergeben werden. Es ist ihm nicht völlig klar, was sich hinter dem vorgeschlagenen Thema verbirgt. Er kann sich vielleicht einbilden, dieses oder jenes Thema könne ihm Spaß machen. Was aber in Wirklichkeit zu tun ist, kann er nicht völlig umfassend beurteilen.
2. Die Äußerung: »Die Doktorarbeit soll mir Spaß machen« impliziert in vielen Fällen die Vorstellung, die Doktorarbeit sei so etwas wie ein Hobby. Ein Hobby ist aber etwas, das man zu seinem Vergnügen und zu seiner Entspannung tut. Wer mit der festen Überzeugung antritt, die Doktorarbeit müßte ihm ebensoviel Spaß bereiten wie sein Hobby, der hat die erste große Frustration schon vorprogrammiert.

Die große wissenschaftliche Leistung ist nicht das Ziel einer üblichen medizinischen Doktorarbeit an einer Klinik. Der Student soll sich einmal wissenschaftlich betätigt haben. Dabei geht es um das Lesen von Originalliteratur und das Kennenlernen der Umstände klinischer Forschung.
Man sollte es möglichst vermeiden, Arbeiten zu übernehmen, die terminlich gebunden sind (wichtige Vorträge oder Publikationen des Doktorvaters). Einerseits zwingt man sich dadurch selbst, die Arbeit bis zu einem gewissen Zeitpunkt fertigzustellen, andererseits setzt man sich gleichzeitig einem gewissen Zeitdruck aus. Der zeitliche Ablauf kann sich sehr verzögern durch Ereignisse, die der Student nicht zu verantworten hat (z. B. Reparatur von Geräten, Bestellung von Chemikalien oder anderen technischen Hilfsmitteln, einbestellte Patienten erscheinen nicht, Krankenblätter sind unauffindbar und ähnliches mehr).
Außerdem passiert es in solchen Fällen nicht selten, daß der Dok-

torvater mit den Resultaten der Arbeit bei einem Kongreß einen Vortrag hält. Meist geschieht dies, ohne den Doktoranden zu nennen. Danach sinkt das Interesse des Doktorvaters an dieser Arbeit stark; denn für ihn hat sich mit der Veröffentlichung der Ergebnisse das Thema erledigt. Danach steht der Doktorand noch viel einsamer und verlassener da, als er ohnehin schon war.

1.5.1 Die »gute« Doktorarbeit

Immer wieder wird die Frage gestellt, woran man eine »gute« Doktorarbeit« erkennen kann. Darauf läßt sich keine knappe und schlüssige Antwort geben. Zunächst einmal muß man fragen, was ein Medizinstudent unter einer »guten Doktorarbeit« versteht. Damit können sowohl die »wissenschaftlich wertvollen« als auch die »einfach durchzuführenden« Arbeiten gemeint sein.

Themen, die sich mit der Grundlagenforschung beschäftigen, werden häufig als besonders wertvoll angesehen. Vergleicht man aber eine an einer Klinik durchgeführte Grundlagenarbeit mit denen, die in naturwissenschaftlichen Instituten, in der Theoretischen Medizin oder an Max-Planck-Instituten erarbeitet werden, so schneidet die klinische Medizin meist nicht ganz so gut ab. Als besonders wertvoll lassen sich gut geplante und sauber durchgeführte klinische Studien einordnen. Das liegt vor allem daran, daß bei epidemiologischen Studien innerhalb der Kliniken die exakten wissenschaftlichen Grundlagen einschließlich der umfangreichen Statistik nicht sehr verbreitet sind (siehe: Kap. 4.5 klinische Untersuchungen S. 108 ff.).

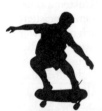

Das Thema allein macht noch keine »gute Dissertation« aus. Eine Doktorarbeit ist nicht allein schon dadurch »gut«, daß moderne Methoden eingesetzt werden. In demselben Sinne ist eine Arbeit nicht deshalb schlecht, weil sie bereits lange bekannte und erprobte Methoden verwendet. Wie originell bzw. innovativ ein Thema ist, hängt nicht zuletzt vom Gesichtspunkt des Urteilenden ab. So mag die biochemische Analyse von Innenohrflüssigkeiten mit Volumina von 0,1 µl für einen Innenohrforscher atemberaubend erscheinen; für den Biochemiker sind quantitative Analysen von Elektrolyten, Serumproteinen und Aminosäuren »kalter Kaffee«.

Die Qualität einer Dissertation ergibt sich nach ihrem Abschluß, an der Art, wie sauber die Untersuchungen durchgeführt wurden und wie die Niederschrift gelungen ist. Bei der Auswahl des Themas der Doktorarbeit läßt sich darüber noch keine Aussage machen.

Besonders bei Doktorarbeiten innerhalb der klinischen Medizin hört man immer wieder bereits bei der Vergabe eines Themas von anderen Klinikern das Urteil: »Da kommt ja nichts raus.« Oder nach der Abgabe heißt es: »Da ist ja nichts rausgekommen.« Bei solchen Bemerkungen sollten Sie sich als erstes klarmachen, daß diejenigen, die solche Äußerungen von sich geben, von wissenschaftlicher Arbeit nichts verstehen; noch nicht einmal vom Grundkonzept.

Eine sehr gute Stellungnahme dazu gibt die Aussage von Popper: »Niemals setzt sich die Wissenschaft das Phantom zum Ziel, endgültige Antworten zu geben oder auch nur wahrscheinlich zu machen; sondern ihr Weg wird bestimmt durch ihre unendliche, aber keineswegs unlösbare Aufgabe, immer wieder neue, vertiefte und verallgemeinerte Fragen aufzufinden und die immer nur vorläufigen Antworten immer von neuem und immer strenger zu prüfen« (Karl Popper, Logik der Forschung, Wien 1935).

Bei der Bemerkung über das, »was raus kommt«, wird vorausgesetzt, daß jede wissenschaftliche Arbeit eine endgültige Lösung eines Problems erbringen muß. In den Kliniken ist meistens gedanklich integriert, daß »das Ergebnis« gleich klinisch anwendbar sein sollte, möglichst mit hoher Therapieerfolgsrate. Wenigstens der Student, der Forschung betreibt, muß sich von diesen Fehlurteilen lösen. Es können immer nur kleine Bausteine geliefert werden. Den damit erbrachten Fortschritt können meistens nur Spezialisten beurteilen, dem Laien lassen sie sich nur schwer vermitteln.

Viele Medizinstudenten meinen, sie müßten mit ihrer Doktorarbeit eine beachtliche wissenschaftliche Leistung erbringen. Sie sollte möglichst in die Nähe des Nobelpreises führen – aber sie darf nicht länger als drei Monate dauern.

1.5.2 Die »einfache« Doktorarbeit

Besonders günstig für den Studenten sind Arbeiten, die in einem Problemkreis eine Fortsetzung bzw. Erweiterung schon abgeschlossener Doktorarbeiten sind. Solche »Serien« von Doktorarbeiten, die aus einer Reihe ähnlicher Themen zu derselben Problematik bestehen, haben den Vorteil, daß die Grundlagen der Literatur, der Methoden und der Auswertung, einschließlich der adäquaten Statistik, bereits bekannt und geläufig sind. Außerdem ist dadurch gesichert, daß der Doktorvater besonders gut informiert ist und konsequent an einem Projekt arbeitet.
In den Bibliotheken der einzelnen Kliniken bestehen Sammlungen der bereits abgeschlossenen Dissertationen. Aus der Sammlung kann man erstehen, welche Themenkreise in der betreffenden Klinik bearbeitet wurden. Hier finden sich auch Anhaltspunkte über »Serien«.
Damit sind Doktorarbeiten gemeint, die thematisch in einem engen Zusammenhang stehen. Solche Arbeiten aus einer Reihe ähnlicher Themen zu derselben Problematik haben den Vorteil, daß man von »Vorgängern« hinreichend genau über die Methoden und deren Anwendung informiert werden kann.

1.6 Aufteilung einer Doktorarbeit

Wie jede wissenschaftliche Arbeit läßt sich auch die medizinische Doktorarbeit in vier Teile gliedern:

1. Suche des Doktorvaters.
2. Theoretische Einarbeitung in die Problemstellung und praktische Einübung der Tätigkeit.
3. Durchführung der Untersuchungen.
4. Schriftliche Niederlegung der Untersuchungsergebnisse.

1.6.1 Theoretische und praktische Einarbeitung

Vor der Durchführung der Untersuchungen ist die theoretische und praktische Einarbeitung unerläßlich. Auch wenn der Doktorvater das Projekt verständlich erklärt hat und weitere Mitarbeiter in der Arbeitsgruppe wertvolle Ratschläge geben, muß der Student sich zusätzlich selbst belesen. Zumindest die Grundkenntnisse aus dem Handbuch (*nicht Lehrbuch*) sollte er beherrschen und einige neueste Publikationen gelesen haben.
Es wird häufig nicht bedacht, daß außer den Untersuchungen auch ein Literaturstudium notwendig ist, um eine Dissertation schreiben zu können.
Es empfiehlt sich, das Literaturstudium vor dem Beginn der Untersuchungen durchzuführen. Dadurch erhält man einen besseren Überblick vor der eigentlichen Arbeit und kann die Versuche bzw. Studien besser planen.
In jedem Fall sollte man vor Beginn der eigentlichen Untersuchungen, am besten während des Semesters, alle voraussehbaren Tätigkeiten intensiv üben. (Lesen Sie dazu auch Absatz 1 von Kapitel 4).
Das gilt außer für Laborarbeiten auch für Röntgen, EKG, EEG usw. und auch für Krankenblattauswertung und die Statistik. Es kann nicht oft genug darauf hingewiesen werden, daß auch die »einfachen Krankenblattauswertungen« bzw. »Klinische Studien« mehr Probleme enthalten können, als der Anfänger vermutet. (Siehe dazu »Klinische Untersuchungen« Kapitel 4.5).

Der Doktorand sollte folgendes bereits im Vorfeld prüfen oder sicherstellen:
- Wo befinden sich Dinge (z. B. Apparate), die unbedingt benötigt werden?
- Wann sind diese Dinge verfügbar?
- Muß die Beschaffung von Materialien o. ä. veranlaßt werden und – falls ja – wann muß dieses geschehen?

Wenn man jede Tätigkeit, die zur Durchführung der Untersuchung notwendig ist, kennengelernt hat, sollte man einen »Probelauf« durchführen. Das bedeutet, daß man an einigen Kran-

kenblättern oder Experimenten alle einzelnen Schritte durchführt.
Für das Literaturstudium benötigt man in der Regel ca. zwei Monate, wenn man sich ganztägig damit beschäftigt. Ein Literaturstudium ist auch bei den sogenannten statistischen Arbeiten notwendig. Es ist empfehlenswert, das Literaturstudium während eines Semesters durchzuführen, da bei der Beschaffung von spezieller Literatur (Ausleihen bei der UB, Kopieren von Originalarbeiten) immer mit Wartezeiten gerechnet werden muß. Für die Abfassung des schriftlichen Berichtes vor Beginn der Untersuchungen sollte man ca. vier bis sechs Wochen veranschlagen.
Nach dem Bericht sollte man mit der praktischen Durchführung der Untersuchungen Erfahrungen sammeln. Dies läßt sich ohne weiteres während des Semesters durchführen.
Praktische Übungen in dem Semester vor Beginn der Untersuchungen sind ausgesprochen günstig. Sie können dadurch nicht nur die entsprechenden Fähigkeiten erwerben, sondern sind auch sicher, daß alle Materialien, die Sie verwenden, vorrätig sind (eventuell Liste des Notwendigen bzw. Nachbestellungen: Geräte, Chemikalien, Unterlagen).

> **Wichtig:**
> - Der Doktorand sollte sich rechtzeitig daran gewöhnen, für die Beschaffung von Geräten, Chemikalien und anderen Materialien selbst Sorge zu tragen.
> - Es ist wichtig, rechtzeitig bei der Versuchsplanung auch die Statistik zu berücksichtigen.
> - Es gibt kein Hilfspersonal für Studenten.

Die Vorarbeiten betreffen nicht nur experimentelle Untersuchungen. Auch bei Krankenblattstudien, die statistischen Charakter haben, ist es nützlich, wenn man vorher weiß, wo die betreffenden Fälle zu finden sind und wie die einzelnen Diagnosen, Behandlungen usw. auf den Karten notiert sind.
Die meisten Studenten vergessen, daß die »klinischen Arbeiten« (Krankenblattstudien) eine umfangreiche Statistik erfordern. Nur wer Statistik bzw. Biomathematik und medizinische Datenverarbeitung gern betreibt, sollte entsprechende Themen übernehmen. (Siehe dazu Kapitel 4.5.)

Wenn diese Punkte (Literatur und Einarbeitung) rechtzeitig erledigt sind, ist es ohne weiteres möglich, in drei bis fünf Monaten (Sommersemesterferien) ganztägig den gesamten praktischen Teil durchzuführen, wie die Erfahrung gezeigt hat.

1.6.2 Schriftlicher Bericht

Es ist sehr ratsam, das Literaturstudium mit einem schriftlichen Bericht abzuschließen, den man dem Doktorvater vorlegt. Dieser Bericht sollte enthalten (auf insgesamt etwa fünf bis zehn Seiten):
1. Einleitung und Problemstellung
2. Material und Methoden
3. Geplante Untersuchungen
4. Literaturverzeichnis

Erläuterungen zu 1, 2 und 4 finden sich im Kapitel 3.
Bei Punkt 3 sollte der Umfang der Untersuchungen festgelegt werden (Zahl der Patienten, Anzahl der Versuchstiere).
Dazu ist es für den Studenten notwendig, sich einigermaßen mit der Materie vertraut gemacht zu haben. Die Anzahl der durchzuführenden Versuche bzw. Untersuchungen sagt noch nichts über die Länge der Arbeit aus. Eine klinische Studie über 500 Patienten, die retrospektiv angelegt ist, kann schneller abgeschlossen sein als eine prospektive Studie über 50 Patienten. Dabei kommt es im wesentlichen darauf an, wie viele Patienten der entsprechenden Krankheit und ihrer speziellen Therapie in der Klinik, in der man seine Doktorarbeit durchführt, jährlich behandelt werden. Diese Zahlen können sehr unterschiedlich sein. Ohne genaue Kenntnisse dieser Zahlen läßt sich der Umfang einer Arbeit nicht präzise festlegen.
Günstig ist es, wenn die Klinik über eine Basisdokumentation verfügt, aus der man die Zahlen entnehmen kann. Aber die Anzahl allein ist noch nicht maßgebend für den Umfang der Doktorarbeit. Entscheidend ist auch der Umfang der Untersuchung bzw. der Auswertung für jeden einzelnen Patienten. Sinngemäß gilt dies auch für Laboruntersuchungen, Pathologie, tierexperimentelle Studien usw.
Wenn beide »Parteien« sich bei »geplanten Untersuchungen« geeinigt haben, entfallen die lästigen Diskussionen, die gegen Ende der Untersuchungen auftreten können, ob das erarbeitete Mate-

rial für die Arbeit ausreicht oder nicht. Diese Abstimmung erfordert natürlich ein gewisses Mitdenken von beiden Seiten zu einem recht frühen Zeitpunkt.

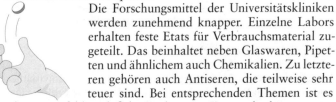

Die Forschungsmittel der Universitätskliniken werden zunehmend knapper. Einzelne Labors erhalten feste Etats für Verbrauchsmaterial zugeteilt. Das beinhaltet neben Glaswaren, Pipetten und ähnlichem auch Chemikalien. Zu letzteren gehören auch Antiseren, die teilweise sehr teuer sind. Bei entsprechenden Themen ist es sehr zu empfehlen, daß der Student eine Kostenabschätzung vornimmt und dann mit dem Doktorvater abklärt, ob die notwendigen Mittel zur Verfügung stehen. Man sollte sich nicht trösten lassen mit einem Hinweis darauf, daß solche Mittel als Drittmittel (z. B. bei der Deutschen Forschungsgemeinschaft [DFG], beim Bundesministerium für Forschung und Technik [BMFT] oder ähnlichem) beantragt werden sollen. Dadurch ist keineswegs gewährleistet, daß die Mittel zum gewünschten Zeitpunkt zur Verfügung stehen.

Ist ein solcher Bericht angefertigt, »steht« schon ein Teil der Doktorarbeit. Die Abschnitte »Einleitung«, »Material und Methoden« und »Literaturverzeichnis« können meistens ohne wesentliche Veränderungen in die Niederschrift der Dissertation übernommen werden.

Das Vorlegen eines schriftlichen Berichtes ist aus mehreren Gründen sehr zu empfehlen:
1. Anhand der Literatur hat man sich bereits mit dem Thema vertraut gemacht.
2. Man ist in der Lage, im Verlauf der Untersuchungen zu geeigneter Zeit die Zwischenbilanz durchzuführen, die eine Kontrolle über die Richtigkeit des eingeschlagenen Weges ermöglicht.
3. Die schriftliche Abfassung zwingt dazu, den Grund bzw. das Motiv zur Durchführung dieser Arbeit selbständig zu formulieren.

Dabei stellt sich häufig heraus, daß einem noch einige Kenntnisse fehlen. Zum anderen hat man das Ziel der Untersuchungen einmal selbst formuliert. Das haftet besser als jede noch so vernünftige Erläuterung eines anderen.

> Checklisten: Kompetenz des Doktorvaters. Phase 2
> Positivliste:
> - Das Thema hat klare Umrisse.
> - Das Problem ist vom Studenten lösbar.
> - Der Doktorvater hat genügend aktuelle Literatur genannt.
> - Die benötigten Geräte sind vorhanden und erprobt.
> - Die notwendigen finanziellen Mittel sind vorhanden.
> - Es gibt Personen, die in die Technik einführen können.
> - Es gibt Personen, die bei technischen Problemen weiterhelfen können.
> - Der Doktorvater hat genügend Zeit für Besprechungen.
> - Eine alternative Vorgehensweise ist angesprochen, für den Fall, daß die Ergebnisse anders ausfallen als erwartet.
> - Die Arbeitsgruppe hat Routine in den Methoden (wie viele Jahre?).
> - Die biometrische Planung ist festgelegt.
> - Ein PC mit Internetanschluß ist verfügbar.
>
> Negativliste:
> - Die Zielvorstellung ist unpräzise formuliert.
> - Die notwendigen Geräte fehlen.
> - Die Methode ist der Arbeitsgruppe neu.
> - Die Mittel für Chemikalien und Kleinteile fehlen.
> - Doktoranden sind für den Anleitenden Nebensache.

Hier Erläuterungen zu einigen Punkten der Checkliste
1. Wie lange schon arbeitet die Gruppe auf diesem Gebiet?
Die Antwort auf diese Frage gibt schon den ersten Hinweis darauf, ob die Methoden im Labor »stehen«. Arbeitsgruppen, die schon einige Jahre auf demselben Gebiet arbeiten, sind entsprechend ausgestattet, und meistens sind die Technischen Assistenten mit den Methoden vertraut. Arbeitsgruppen, die erst vor kurzem angefangen haben, befinden sich noch in der »Probierphase«, d. h., die Erfahrung fehlt, und Sie müssen damitrechnen, daß Sie mit auftretenden Problemen alleine dastehen.
2. Sind Leute im Labor (Technische Assistenten, Doktoranden), die die Methoden sicher beherrschen?

Es ist wichtig Ansprechpartner zu haben, die Ihnen zeigen können »wie's geht«. Prinzipiell ist es natürlich möglich, sich verschiedene Methoden selbst anzueignen, doch Sie müssen mit einem Vielfachen des Zeitaufwands rechnen.

3. Wie vertraut ist der Arbeitsgruppenleiter (Doktorvater) mit den Methoden?

Oft genug kommt es vor, daß sich ein Arbeitsgruppenleiter neue Experimente überlegt und neue Methoden miteinbezieht, die er nur aus der Literatur kennt. Auch wenn er sich theoretisch mit der Methode auseinandergesetzt hat, heißt dies noch lange nicht, daß er Ihnen bei Schwierigkeiten die richtigen Tips geben kann.

4. Wie gut ist die Arbeitsgruppe ausgestattet?

Besonders in Gruppen, die noch nicht lange dieselben Methoden anwenden, kann es vorkommen, daß die einen oder anderen Geräte nicht vorhanden sind oder bestimmte Arbeitsabläufe nur notdürftig gelöst sind. Möglicherweise verbringen Sie in solchen Labors die Anfangsphase Ihrer Doktorarbeit mit dem Einholen und Vergleichen von Angeboten, oder der Arbeitsfluß wird durch umständliche Arbeitsweisen gebremst. Forschung ist teuer. Die finanzielle Situation ist an Kliniken teilweise besser als in naturwissenschaftlichen Instituten und stellt nicht immer ein Hindernis dar. Trotzdem ist es von Vorteil, sich darüber schon im Vorfeld eine Vorstellung zu machen. Es raubt jede Motivation, wenn der Betreuer jede zweite Bestellung mit den Worten ablehnt, wir können uns das nicht leisten.

Spätestens jetzt läßt sich feststellen ob die Arbeitsgruppe in den zu verwendenden Methoden Routine hat. Für den Studenten ist es besonders ärgerlich, wenn er im Verlauf der Arbeit feststellen muß, daß Geräte fehlen oder deren Einsatz nicht ausreichend erprobt ist.

Selbstverständlich sollte es heutzutage sein, daß der Doktorand eine der PCs der Arbeitsgruppe benutzen darf. Optimal wäre ein Internetanschluß. Damit lassen sich Leerlaufzeiten, die sich beim Warten auf Analysenergebnisse immer wieder ergeben, sinnvoll mit Literaturrecherschen ausfüllen.

Auch hier sollte sich jemand finden, der den Studenten wenn nötig in den PC und seine Programme einweist. Ganz besonders vorteilhaft ist es, wenn verschiedene Möglichkeiten der Statistik vorhanden und erprobt sind.

2. Das Literaturstudium

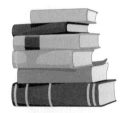

Vor Beginn der Untersuchungen sollte man sich anhand der vorhandenen Literatur über den Stand der Forschung auf dem Themengebiet der Doktorarbeit informieren. Man sollte sich auch auf Nachbargebiete, die in enger Beziehung zum Thema stehen, etwas belesen. Bei den meisten Untersuchungsmethoden ist es empfehlenswert, wenn man sich wenigstens einen groben Überblick über Detailfragen oder Alternativen verschafft, um mit der geplanten Methode kritisch arbeiten zu können. Vielen mag der »theoretische Ballast« vor Beginn der Untersuchungen »lästig« vorkommen. Aber es lohnt sich, wenn die Arbeit reibungslos verlaufen soll.

2.1 Literatursuche (»manuell«)

Für den Medizinstudenten ist das Hauptproblem in der Regel, die betreffende Literatur aufzufinden.
Die Notwendigkeit des Literaturstudiums vor dem Beginn der praktischen Arbeit kann nicht oft genug betont werden. Mit dem bis zur Übernahme eines Themas aus Lehrbüchern für Studenten angeeigneten Wissen läßt sich eine Doktorarbeit nicht erfolgreich durchführen. Es sind wesentlich umfangreichere spezielle Fachkenntnisse erforderlich. Dabei ist es nicht ausreichend, sich mit einer Computer-Literatursuche zu begnügen. Insbesondere für den Anfänger ist die »manuelle Literatursuche« unumgänglich. Ohne die Kenntnisse aus einem »Handbuch« ist man nicht in der Lage, die neueste Originalliteratur zu verstehen. Das hier angegebene Verfahren bzw. die Reihenfolge bei der Literaturarbeit sollte vom Anfänger möglichst eingehalten werden.

2.1.1 Handbücher

Handbücher geben meistens einen umfassenden Überblick über das betreffende Thema und den Zusammenhang mit Nachbargebieten. Weil Handbücher im allgemeinen vor etwa drei bis zehn Jahren verlegt worden sind, können sie nicht den neuesten Stand der Forschung beinhalten. Ist z. B. ein Handbuch 1997 erschienen, so ist die neueste dort verarbeitete Originalliteratur von 1995. Es bleibt also eine große Lücke bis zum heutigen Stand.
Dennoch sind die Handbuchartikel für die erste Einarbeitung in das Thema sehr wichtig.
Die Handbücher umfassen die wichtigsten Grundlagen der Anatomie, Physiologie, Anamnese und Therapie der einzelnen Spezialgebiete der klinischen Fächer. Sie beinhalten das Grundwissen, das ein klinisch tätiger Arzt zur erfolgreichen Arbeit benötigt. Ohne dieses Grundwissen ist es dem Doktoranden nicht möglich, sich sinnvoll und fachgerecht mit seinem Doktorvater zu unterhalten.
Handbücher gibt es in jedem klinischen Fach. Der Titel lautet meistens »Handbuch der inneren Medizin«, »Handbuch der HNO-Heilkunde« oder entsprechend. Diese Handbücher sind in den Bibliotheken der entsprechenden Kliniken vorhanden. Der Umfang dieser Handbücher ist beträchtlich. Meistens sind es zehn bis zwanzig Bände.

2.1.2 Monographien und Übersichtsartikel (Reviews)

Für viele Spezialgebiete gibt es Monographien. Dabei handelt es sich um Bücher, in denen ein Teil des Fachgebietes umfangreich abgehandelt wird. Auch hier sind Anatomie, Physiologie, Pathologie usw. bearbeitet. Die Monographien sind in der Regel auf einem neueren Wissensstand als die Handbücher. Ähnliches gilt für Reviews. Dies sind ausführliche Artikel in Fachzeitschriften, welche viel neuere Literatur enthalten, aber nicht so umfangreich wie die Handbuchartikel sind. Meistens werden die Kenntnisse des Handbuchs vorausgesetzt.

2.1.2 Laufende Zeitschriften

Laufende Zeitschriften stehen in den Bibliotheken der einzelnen Kliniken. Man sollte sich daran gewöhnen, wenigstens die Inhaltsverzeichnisse regelmäßig durchzulesen. Dadurch ist man informiert, welche neuesten Ergebnisse auf dem betreffenden Wissensgebiet vorliegen.

2.2 Current contents auf PC

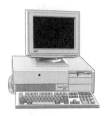

Current contents füllen die Lücke bis zum laufenden Datum. In diesem Heft wird von den wichtigsten internationalen wissenschaftlichen Publikationsorganen das Inhaltsverzeichnis des letzten Heftes abgedruckt. Current contents erscheint wöchentlich. Diese Zusammenstellung ist so aktuell, daß z. B. die Inhaltsübersicht von einer Zeitschrift dort bereits vorliegt, bevor das betreffende Heft über den Handel die Bibliothek erreicht hat. »Current contents« hat den Nachteil gegenüber den Zentralblättern, daß die einzelnen Artikel nicht nach Fachgebieten geordnet sind, sondern nur nach einzelnen Zeitschriften. Es ist also notwendig, die Inhaltsverzeichnisse aller Zeitschriften durchzulesen, in denen Publikationen veröffentlicht sein könnten, die die Doktorarbeit betreffen.

Für jeden, der wissenschaftlich arbeiten will, empfiehlt es sich, regelmäßig die Current contents zu konsultieren. Current contents erscheint in mehreren Serien. Die Serie, die für experimentelle Arbeiten interessant ist, nennt sich »life science« und beinhaltet neben der Medizin auch Biochemie, Physiologie, Zoologie, Botanik, Agrarwissenschaften, Veterinärmedizin und ähnliches. Die speziell klinisch orientierten Zeitschriften enthält die Serie »Clinical Medicine«.

Die »Current contents« enthalten auch ein Stichwortverzeichnis, in dem alle in den Titeln der Arbeiten enthaltenen Wörter aufgeführt sind.

2.3 Literatursuche per Computer
(von Armin Kappel)

2.3.1 Internet: Zugang, Nutzen, Orientierung, Begriffe

...oder: Der Information-Highway: wie komm' ich rauf, wie komm' ich runter, und wo will ich eigentlich hin?
Im folgenden wird das Internet, das zunehmend auch für die Erstellung wissenschaftlicher Publikationen wichtig wird, besprochen. Hierbei werden nicht nur Begriffe erklärt, sondern vor allem, wie man ins Internet kommt, wie man sich zurechtfindet und was es eigentlich bringt. In diesem Block werden wir dann das Thema der EDV-gestützten Literaturrecherche, auch im Internet, besprechen und Tips geben, wie man die dort gefundene Literatur in einen Text übernimmt.
Das Internet ist ein freiwilliger, eigentlich beiläufig entstandener, weltweiter Zusammenschluß von Computern und Computernetzen. Diese Computer stehen teils an Universitäten, teils in Firmen, teils aber auch bei Privatpersonen im Keller. Es gibt dabei keinen formalen Zwang für irgendeine Institution, sich als Netzbetreiber dem Internet anzuschließen.
Entstanden ist das Internet aus dem 1969 ins Leben gerufenen ARPANET des US-amerikanischen Verteidigungsministeriums. Nachdem sehr schnell die Wissenschaft und weitere staatliche Einrichtungen die Vorteile der EDV-gestützten, dezentralen Datenübertragung erkannten und ihre eigenen Netze an das ARPANET anschlossen bzw. sich »einspeisten«, erwuchs daraus das Internet. Diese militärische Herkunft des Internet zeigt sich noch in den verschiedenen Kürzeln der angeschlossenen Rechner, z. B. .gov für governmental, .edu für US-amerikanische Bildungseinrichtungen, .mil für militärisch usw. Sie können den Standort oder den Besitzer eines Internet-Rechners anhand dieses Namens relativ leicht identifizieren. So verrät Ihnen die Endung ».de«, daß es sich um einen deutschen Rechner handelt, die Endung ».be«, daß der Rechner in Belgien steht, die Endung »com.«, daß es sich um eine kommerzielle Institution handelt usw.
Mit der Erfindung und Einführung des World Wide Web (WWW) durch das Kernforschungszentrum CERN in Genf 1991 begann der endgültige Siegeszug des »Netzes der Netze«, da die Technologie des WWW das Internet auch für den EDV-Laien handhabbar machte.

Das Internet hat, wie schon erwähnt, keinen Eigentümer. Es basiert darauf, daß verschiedenste, auch kommerzielle, Organisationen, ihre Leitungs- und Rechnerkapazitäten zur Verfügung stellen. Für die Verwaltung der stets eindeutigen Rechnernamen im Internet zeichnet dabei eine Firma, die InterNic, verantwortlich, die mittlerweile weltweit nationale Filialen betreibt und sicherstellt, daß jeder Rechner im Internet weltweit zu identifizieren ist.

Möglich wurde das Internet durch die Einigung auf einen für alle beteiligten Rechner verständlichen Modus der Datenübertragung. Hierbei handelt es sich um das Datenprotokoll TCP/IP (Transmission Control Protocol/Internet Protocol), das darauf aufbaut, daß die Daten in kleine Blöcke zerlegt, quasi als Fragmente, von Rechner zu Rechner gesandt werden, und erst beim Empfängerrechner wieder in der richtigen Reihenfolge zusammengesetzt werden.

Eine der zentralen Funktionen des Internet ist die Möglichkeit der elektronischen Post (Email), die mittlerweile nicht nur aus Texten, sondern auch aus Bildern, Audio-Daten oder gar ganzen Filmen bestehen kann – und die nicht nur schneller ist als die herkömmliche Post, sondern auch billiger.

Um das Internet nutzen zu können, brauchen Sie Zugang zu einem Internet-Rechner. Dies geschieht in der Regel durch einen Internet-Provider (einen reinen Internet-Zugangsanbieter) oder über den Gateway eines Online-Dienstes (eines Informationsanbieters, der den Zugang als eine von vielen Dienstleistungen anbietet) wie bspw. T-Online. Einen Vorteil haben hier Angestellte oder Studenten einer Universität, da heute fast jede Uni einen preiswerten oder sogar kostenlosen Zugang zum Internet bietet.

Weiterhin braucht man natürlich einen Rechner, i. d. R. mit einem 486er-Prozessor oder höher (Pentium), 8 MB Arbeitsspeicher (RAM), ein Modem (mind. 28 000 bps) oder eine ISDN-Karte und die nötige Software mit dem »Browser«, den man benötigt, um die Daten lesbar zu machen. Diese Internet-Zugangssoftware bekommen Sie i. d. R. von den diversen Netzanbietern kostenlos zugesandt oder können Sie über das Rechenzentrum Ihrer Universität beziehen. Vor dem Anschluß sollten Sie sich über die Kosten informieren, die je nach Nutzungsart stark variieren, jedoch stets auch die Telefongebühren beinhalten, da ja in aller Regel die Leitungen der Telekom benutzt werden.

Was bringt das Internet nun dem Doktoranden der Medizin? Nahezu alle großen medizinischen Verlage und Datenbanken wie

Hier eine kleine Auflistung der **wichtigsten Begriffe im Internet**, mit denen Sie konfrontiert werden, zusammen mit einer kleinen Erklärung, was diese bedeuten:
- *WWW:* Abkürzung für »World Wide Web«, das vom CERN in Genf entwickelte, größte Teilnetz des Internet. Im WWW gilt ein einheitlicher Übertragungsmodus für Daten, so daß diese unabhängig vom benutzten Rechner lesbar sind.
- *URL:* Uniform Resource Locator, die Adresse eines Rechners oder eines Datensatzes im Internet. Die URL setzt sich aus mehreren Elementen zusammen. Anhand der URL können Sie bereits bestimmte Rechner oder Seiten erkennen. Ein Beispiel: die Hauptseite (Homepage) der Universität Tübingen »http://www.uni-tuebingen.de«. Die Elemente sind »http://«, das bedeutet, es gilt das hypertext transfer protocol als Datenübertragungsstandard. Das zweite Element ist dann der Beginn der eigentlichen URL: »WWW«, das bedeutet, es handelt sich um einen Rechner, der Teil des World Wide Web ist. Das dritte Element, der Name »uni-tuebingen« sagt Ihnen, daß es sich um einen Universitätsrechner handelt. Alle deutschen Universitäten haben analoge Namen. Das letzte Element »de« zeigt Ihnen, daß der Rechner in Deutschland steht. Die einzelnen Elemente der URL sind durch Punkte voneinander getrennt.
- *Browser:* Ein Programm, das die Internet-Seiten von entfernten Rechnern empfängt und lesbar macht. Ein Browser bietet auch die Möglichkeit, URLs einzugeben und somit entfernte Rechner und deren Seiten direkt anzuwählen. Die bekanntesten Browser sind z. Z. Netscape, Mosaic und der Microsoft Internet Explorer. Von ihrer Handhabung her unterscheiden sie sich kaum, alle bieten Hilfsprogramme an.
- *Email-Adresse:* Ihre persönliche, unverwechselbare Adresse im Internet. Nicht zu verwechseln mit einer URL. Die Email-Adresse setzt sich zusammen aus Ihrer Identität, z. B. »XYZ«, dem berühmten »Klammeraffen« »@« (eigentlich »at«) und der Bezeichnung des Rechners, auf dem Ihre Mailbox sich befindet. Diese Mailbox wird von Ihrem Internet-Provider automatisch eingerichtet. Dort werden Ihre Emails zwischengelagert, da Sie Ihren Rechner ja nicht rund um die Uhr laufen lassen werden. Ein Beispiel ist die Email-Adresse des Autors dieser Zeiten »arkap@uni-

tuebingen.de«. Der Name vor dem »@« kann dabei verschiedene Formen und verschiedene Längen haben.

Die meisten deutschen Universitäten vergeben Email-Adressen nach folgendem Schema: »vorname.nachname@uni-Name der Uni.de«. Normalerweise haben Sie die Möglichkeit, einen »Alias-Namen« zu wählen, falls Ihnen diese Namensgebung nicht gefällt.

- *http*: Hyper Text Transfer Protocol, zeigt an, daß die Daten auf diesem Rechner in diesem Modus bereitgehalten bzw. übertragen werden. Steht zu Beginn einer URL.
- *ftp*: File Transfer Protocol, ein weiterer Protokollstandard im Internet. Die Vorteile von FTP liegen darin, daß große Datenmengen (relativ) schnell übertragen werden können. Die meisten Universitäten haben neben den WWW-Rechnern auch FTP-Rechner, auf denen gratis kleine Hilfsprogramme oder ähnliches angeboten werden. Für den Zugang zu einem FTP-Rechner benötigen Sie i. d. R. einen Account. Wenn Sie nur als Gast auf die Daten zugreifen wollen, heißt dieser Account normalerweise »anonymous«.
- *Account*: Zugangsberechtigung zu einem Rechner. Der Account setzt sich normalerweise zusammen aus einem Paßwort und einer Identität. Die Identität wird Ihnen vom Verwalter des Rechners zugeteilt, das Paßwort können Sie frei wählen.
- *html*: Hyper Text Markup Language: keine Programmiersprache, sondern eine Textauszeichnungssprache. HTML ist der Standard für die Darstellung von Texten im Internet. HTML hat den Vorteil, daß es unabhängig vom verwendeten Betriebssystem ist.
- *Provider*: ein Zugangsanbieter für das Internet. Neben kommerziellen Providern, bei denen Sie eine Grundgebühr plus Nutzungsgebühren zahlen müssen, treten auch Universitäten und viele Firmen für ihre Angehörigen als Provider auf, i. d. R. wesentlich preiswerter bzw. kostenlos.
- *Search engine/Suchmaschine:* Programme, die Indizes vieler Internet-Rechner zur Verfügung stellen und somit die gezielte Suche ermöglichen. Die mächtigste aller Suchmaschinen finden Sie unter der URL »http://altavista.com«. Suchmaschinen sind die gelben Seiten des Internet, die zudem eine Freitextsuche erlauben.
- *Download:* das Kopieren einer Internet-Datei auf den eigenen Rechner, bspw. wenn Sie die Ergebnisse einer Literatursuche sichern möchten.

auch die meisten Pharmafirmen bieten heutzutage ihre Informationen im Internet an. Z. T. nur als bibliographische Hinweise und abstracts, wie Medline, z. T. aber auch als Volltexte, wie das New England Journal of Medicine. Suchmaschinen wie der sog. Webcrawler oder Lycos, quasi Indexverzeichnisse sämtlicher im Internet angebotener Informationen, helfen dabei, relativ schnell und komfortabel diejenige Information zu finden, die gebraucht oder gewünscht wird.

Neben Artikeln, Texten, Forschungsberichten und Bildern findet der Mediziner im Internet auch Newsgroups, Diskussionsforen, die oftmals langfristig bestimmte Themen via Email diskutieren. In solche Expertenrunden kann man jederzeit einsteigen, da die bis dato gegebenen Informationen allen Interessenten zugänglich sind. Vor dem Einstieg kann man sich also informieren und sich auf den neusten Stand der Diskussion bringen. Dazu später mehr.

2.3.2 Literatursuche im Internet

Für den Doktoranden der Medizin ist eine der interessantesten Möglichkeiten des Internets diejenige, Literatur in großen Datenbanken und entfernten Bibliotheken zu recherchieren. Sowohl das DIMDI wie auch MEDLINE sind im Internet präsent und bieten ihre Dienste an. Doch bevor Sie diese direkt nutzen, sollten Sie erst einmal überprüfen, ob nicht eine Bibliothek die gleichen Dienste gratis anbietet, denn sowohl DIMDI wie auch MEDLINE sind gebührenpflichtige Informationsdienste. Es gibt Universitätsbibliotheken, die den Zugang zu MEDLINE oder anderen großen medizinischen Datenbanken für ihre Benutzer gratis anbieten.

Wie finden Sie diese Angebote? Die einfachste Möglichkeit ist wohl die, daß Sie an Ihrer Universität oder Klinik erst einmal fragen, ob es bereits einen Zugang zu elektronischen Datenbanken gibt. Gibt es dies, können Sie diese sicher nach einem kleinen Einführungskurs ohne weitere Kosten nutzen.

Gibt es dies nicht, stehen Sie vor dem Problem, im Internet auf Informationssuche gehen zu müssen. In einer Tageszeitung wurde dieses Unterfangen in etwa so geschildert, daß man mit brennendem Durst auf der Suche nach Wasser durch eine Wüste torkelt. Plötzlich wird man mit ca. 1000 Hektolitern Wasser übergossen. Nun hat man Wasser gefunden, ist klatschnaß –

aber immer noch durstig. Um dieses Problem auszuschalten, sollten Sie eine der zahlreichen Suchmaschinen im Internet nutzen. Sie finden eine der fähigsten, wenn Sie in Ihrem Browser die URL »http://altavista.com« eingeben und dann die Return-Taste drücken. Eine weitere sehr fähige Suchmaschine finden Sie unter der URL »http://webcrawler.com«.

Auf dem Eröffnungsbildschirm dieser Suchmaschinen wird Ihnen dann ein Texteingabefeld angeboten, in das Sie einfach den Begriff eingeben, der Sie interessiert. Da wir hier von der Suche nach MEDLINE als Beispiel einer großen Datenbank ausgehen, geben Sie hier einfach den Begriff MEDLINE ein und starten die Suche mit einem Klick auf »Search«. Nach einer mehr oder weniger kurzen Zeitspanne bekommen Sie dann eine Auflistung von URLs, unter denen Sie entweder MEDLINE oder nähere Informationen zu MEDLINE finden. Die Besonderheit dieser Hinweise ist, daß es sich um »Hyperlinks« handelt, d. h., Sie können die betreffende Internet-Seite durch einen Klick auf den Namen (meist farblich abgehoben) aufrufen. Unter diesen angebotenen Seiten können Sie nun diejenigen einer Universität auswählen, dort ist Ihre Chance am größten, die Datenbank gratis nutzen zu können.

Seit einiger Zeit bieten auch kommerzielle medizinische Informationsanbieter den Zugang zu MEDLINE gratis an, quasi als Köder, um Kunden zu gewinnen. Diese Möglichkeit können sie zwar nutzen, es empfiehlt sich aber vorher genau zu erfragen, welche eventuellen Folgekosten Ihnen damit entstehen können (z. B. Registrierungsgebühr). Zudem müssen Sie bei der Nutzung eines kommerziellen Informationsanbieters damit rechnen, permanent mit Werbung diverser Pharmaunternehmen bombardiert zu werden, denn diese sind in aller Regel die primären Geldgeber solcher spezialisierter Online-Dienste.

Gehen wir nun davon aus, daß Sie glücklich einen kostenlosen Zugang zu MEDLINE gefunden haben, bspw. über Ihre Universität. Um in MEDLINE recherchieren zu können, wird nun ein spezielles Programm namens WinSPIRS aufgerufen. In diesem können Sie Ihre Suchbegriffe eingeben und bekommen dann Ihre Suchergebnisse aufgelistet. Durch einen Klick können Sie einzelne der für Sie interessanten Artikel markieren. Unter der Menüoption Datei des Programms WinSPIRS können Sie diese markierten Daten nun als »Download« auf Ihre private Festplatte kopieren. Dort stehen die Daten dann zur weiteren Bearbeitung bereit.

Vor dem Download sollten Sie kurz die verschiedenen Möglichkeiten betrachten, die Ihnen dabei zur Verfügung stehen, d. h. die verschiedenen Formate. Wollen Sie die Daten nur als Ausdruck, um danach die Literatur in einer Bibliothek zu bestellen, sollten Sie ein reines Textformat (plain text oder ASCII) wählen. Wenn Sie aber mit einer Datenbank arbeiten, mit der Sie Ihren gesamten Literaturbestand verwalten, sollten Sie ein Format wählen, das von Ihrer Datenbank gelesen werden kann. Gelesen bedeutet in diesem Zusammenhang, daß Ihre Datenbank die Daten ohne weitere Bearbeitung übernimmt. Arbeiten Sie bspw. mit der Datenbank »Reference Manager«, sollten Sie die Daten im »RIS-Format« sichern. Reference Manager kann die Daten dann in diesem Format einlesen. Dies geht allerdings nicht direkt von MEDLINE in Reference Manager. Sie müssen den Zwischenschritt gehen, daß Sie die Daten erst aus MEDLINE herauslesen und dann in Reference Manager hineinlesen. Eine direkte Kommunikation zwischen beiden Datenbanken ist nicht ohne weiteres Möglich. Analog müssen Sie verfahren, wenn Ihre Universität MEDLINE auf Institutsrechnern anbietet. Natürlich können Sie die Daten auch auf Diskette sichern und erst zu Hause in Ihre Datenbank übernehmen.

Nun haben Sie Literatur recherchiert, verwenden aber keine Datenbank, sondern wollen die Daten direkt in Ihr Literaturverzeichnis übernehmen, da Sie die betreffenden Artikel bereits gelesen haben. Hierzu müssen Sie sich bereits beim Download der Suchergebnisse aus MEDLINE ein paar Gedanken machen. In welcher Form wird die Literatur in Ihrem Literaturverzeichnis aufgelistet? In eben dieser Form sollten Sie die Daten bereits vor dem Download sortieren. MEDLINE und andere Datenbanken bieten dazu »Sortieroptionen« an. Dies bedeutet, daß Sie festlegen können, in welcher Reihenfolge die einzelnen Datensätze intern sortiert werden; also bspw. Name des Autors, Jahr, Titel des Artikels, Quelle, Seiten, Band, Jahrgang usw. usf. Einen so vorformatierten Download können Sie dann einfach als Text an Ihr bereits vorhandenes Literaturverzeichnis anhängen – oder es natürlich dadurch erstellen.

2.3.3 Zeitschriften im Internet

Ein Nachteil der Nutzung von Datenbanken im Internet ist der, daß Sie Literaturhinweise finden, aber damit die Literatur selbst noch nicht gelesen haben. Es bietet sich jedoch zunehmend die Möglichkeit, ganze Artikel im Internet lesen und eventuell als Download sichern zu können. Sehr viele der großen wissenschaftlichen Zeitschriften wie Nature, Science, New England Journal of Medicine sind mittlerweile selbst im Internet vertreten. Dort bieten diese dann nicht nur die aktuellen Artikel zum Lesen an, sondern oft auch den Zugriff auf ihre Archive, so daß auch dort systematische Suchen nach bestimmten Themen möglich sind.

Das Auffinden der entsprechenden Zeitschriften verläuft wieder mit der Hilfe einer Suchmaschine. Geben Sie als Suchbegriff einfach den Titel der Zeitschrift ein, Sie werden überrascht sein, wie viele bereits im Netz präsent sind. Das Online-Angebot unterscheidet sich allerdings häufig geringfügig von dem der gedruckten Ausgabe, dies hat Marketinggründe. Ältere Ausgaben einer Zeitschrift werden jedoch zumeist vollständig angeboten, so daß Sie hier sicher etliches an Literatur finden. Der Nachteil bei diesem Weg ist, daß Sie nur das Angebot einer Zeitschrift oder eines Verlags recherchieren.

2.3.4 Newsgroups

Ein weiterer Weg, im Internet Informationen zu einem Thema zu finden, sind Diskussionsforen, sog. Newsgroups. Diese finden Sie in einem Bereich des Internet, der als *Usenet* bezeichnet wird. Dort wird so ziemlich alles diskutiert, was diskutiert werden kann. Und dort finden Sie häufig gute Tips zur Lösung aktueller Probleme. Wenn Sie davon ausgehen, daß sich in einer ganz normalen Newsgroup über mehrere Monate hinweg, bspw. zum Thema der Vererbung bestimmter Krankheiten, 500 Leute aus durchschnittlich 30 Ländern zusammenfinden, können Sie mit einer recht hohen Wahrscheinlichkeit rechnen, daß Ihr aktuelles Problem zumindest einem der Teilnehmer bekannt ist. Wie Sie dieses Usenet finden? Nun, Sie kennen ja schon die Suchmaschinen; diese finden auch Newsgroups im Usenet für Sie. Im Usenet finden Sie auch thematische Verzeichnisse aller momentan bestehenden Newsgroups.

Wenn Sie eine Newsgroup entdecken, deren Thema für Sie interessant ist, sollten Sie, bevor Sie aktiv in die Diskussion einsteigen, erst einmal den bisherigen Diskussionverlauf studieren. Newsgroups haben den Vorteil, daß alle Diskussionsbeiträge über einen längeren Zeitraum vorgehalten werden. Sie sollten sich in aller Ruhe über das bereits gesagte (= gemailte) informieren, bevor Sie mit viel Elan in die Diskussion einsteigen und dort dann lauter Dinge zum Besten geben, die schon vor einiger Zeit gesagt wurden. Dieses Verfahren, sich erst auf den Stand der Dinge zu bringen, bevor man einsteigt, ist Teil der sogenannten »Netiquette«, des ungeschriebenen Verhaltenskodexes im Internet. Wenn Sie ein Neuling im Internet sind, können Sie sich ruhig als solcher zu erkennen geben, man wird Ihnen freundlich entgegenkommen und helfen.

2.3.5 Email

Die wichtigste und am häufigsten genutzte Funktionalität des Internet ist die Möglichkeit, Emails zu versenden und zu empfangen. Die Abkürzung Email bedeutet schlicht electronic mail. Eine Botschaft per Email zu versenden, bietet Vorteile gegenüber der herkömmlichen Papierpost. Zum einen ist eine Email sehr schnell. Schicken Sie eine Email in Richtung USA oder Australien, benötigt diese je nach Netzauslastung ca. 30 Minuten, um dort anzukommen. Entsprechend schnell kann dann die Antwort Ihres Adressaten bei Ihnen sein. Zudem bietet Email die Möglichkeit, weitere Dateien als Anhang mitzuversenden. So können Sie ein ganzes Kapitel Ihrer Arbeit an einen Freund zum Korrekturlesen verschikken, welches dann nur Stunden später wieder bei Ihnen sein kann – je nachdem wie schnell Ihr Freund beim Korrigieren ist.

Um Emails versenden zu können, brauchen Sie selbst eine Email-Adresse, denn ohne elektronische Absenderangabe geht nichts im Netz der Netze. Den Aufbau einer solchen Adresse haben wir weiter oben bereits kennengelernt. Diese Email-Adresse bekommen Sie von Ihrem Internet-Provider. An Universitäten haben Sie die Möglichkeit, eine Email-Adresse ohne zusätzliche Dienste zu beantragen. Die Rechenzentren der Unis bieten zumeist einen Rechnerpool speziell für das Emailen an, den sie dann nutzen können.

Zudem brauchen Sie wieder einmal ein kleines Hilfsprogramm, einen sog. Email-Client. Dieser, z. B. das Programm Pegasus oder der integrierte Email-Client des Netscape Navigators, bietet Ihnen eine komfortable Texteingabemöglichkeit. Dort können Sie Ihren Text eintippen, einkommende Emails lesen, ausdrucken oder speichern und zumeist auch in einem Adreßbuch diejenigen Email-Adressen speichern, die Sie häufig benutzen. Aus dem Adreßbuch können Sie dann auch die eventuellen Empfänger einfach per Klick wählen. Das eigentliche Versenden der Email geht dann einfach per Klick auf eine »Senden«-Schaltfläche.

Sie sollten Ihre Emails übrigens nicht formatieren (was bei den meisten Clients sowieso nur bedingt möglich ist), je nach Rechner der Empfänger-Mailbox gehen diese Formatierungen verloren oder sind nur unnötiger Datenballast. Eine Ausnahme bilden hier Textdateien, die als Anhang mitversandt werden. Diese können Sie, wenn Sie möchten, voll formatiert versenden, da diese von den meisten Email-Clients beim Versenden automatisch komprimiert werden. Prinzipiell gilt aber auch hier: Formatierungen haben in Emails nur dann etwas zu suchen, wenn es unbedingt sein muß. Und noch etwas ist beim Emailen zu berücksichtigen: Es gibt noch kein Urheberrecht im Internet. Es gibt keinen 100prozentigen Datenschutz, also seien Sie vorsichtig, wenn Sie mit sensiblen Daten arbeiten.

Die Möglichkeiten der Nutzung von Computern sind beim momentanen Stand der Technologie so vielfältig und differenziert, daß hier nur ein paar erste Tips gegeben werden wollten und wurden. Bedenken Sie aber, wenn Sie nicht bereits an den Umgang mit Computern gewöhnt sind, daß Sie die Zeit zur Einarbeitung in eine neue Technik fest in Ihren Zeitplan integrieren sollen und daß auch unter Zuhilfenahme modernster EDV das Wichtigste an Ihrer Arbeit immer noch Ihre Denkarbeit und Ihr Wissen sind. Die Qualität ergibt sich immer noch aus dem Inhalt – und nicht aus dem Layout.

2.4 Lesen der Originalliteratur

Man sollte sich nicht darauf beschränken, nur das in Handbüchern Erwähnte zur Kenntnis zu nehmen. Es ist nicht selten, daß bei genauem Lesen des dort erwähnten und zitierten Originals das Faktum, welches man zitiert gefunden hat, gar nicht bewiesen oder widerlegt worden ist. Man sollte die Originalliteratur möglichst eingehend lesen.

> Für den Anfänger soll hier kurz eine Erläuterung des Begriffs »Zitat« bzw. »Zitieren« gegeben werden. Wenn in einer medizinischen oder naturwissenschaftlichen Schrift auf frühere Publikationen Bezug genommen wird, spricht man von »Zitieren« oder »Zitat«. Es handelt sich dabei keinesfalls um wörtliche Zitate in Anführungszeichen, wie es bei den Philologen, Politologen und Sozialwissenschaftlern üblich ist. Meistens werden nur Namen und Jahreszahl verwendet, z. B.: die Eigenschaften bestimmter Strahlen wurden von Roentgen (1865) erstmals beschrieben. Über das »Zitieren« findet sich Näheres unter 3.1 (S. 55) und unter 3.4 (S. 62).

2.4.1 Die Auswahl der Publikationen

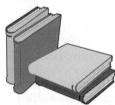

Die Auswahl der Publikationen, die man lesen muß, ist für den Anfänger häufig frustrierend, vor allem, wenn er feststellt, daß seine Kartei inzwischen 200 bis 300 Publikationen enthält, die er alle im Original nachlesen »müßte«. Dabei übersteigt der Zeitaufwand für die Beschaffung der Originale häufig die Zeit, die man zum Lesen braucht, um ein Vielfaches. Es ist deshalb eine sinnvolle Erleichterung, wenn man über das Literaturverzeichnis der jüngsten betreffenden Originalarbeit in das Gebiet »einsteigt«. Man spart viel Zeit, da häufig nur die wesentlichen früheren Publikationen wieder verarbeitet werden. Leider ist das Literaturverzeichnis bei vielen Publikationen im Bereich der klinischen Medizin knapp. Außerdem finden sich immer wieder »Zitatenfamilien«, die voneinander keine Kenntnis haben oder nehmen (wollen).
Oft liegt das an sprachlichen oder nationalen Barrieren. Es könnten aber auch fachliche Schranken sein.

2.4.2 Das Studium der Publikationen

Wenn man sich eine Publikation im Original beschafft hat, sollte man zunächst anhand der Zusammenfassung prüfen, ob die Arbeit überhaupt »interessant« ist. Es ist gar nicht so selten, daß der

Titel eines Artikels mehr verspricht als die Arbeit hält. Es kommt immer wieder vor, daß man aufgrund des Titels experimentelle Untersuchungen erwartet, der Autor im wesentlichen aber nur frühere fremde (bzw. eigene) Versuche interpretiert.
Entspricht die Publikation, soweit man der Zusammenfassung entnehmen kann, den Erwartungen, so sollte man zunächst den Teil »Ergebnisse« lesen, um kurz festzustellen, ob mit den dort angeführten Fakten der Inhalt der Zusammenfassung belegt wird. Weil das nicht immer der Fall ist, muß man dann in der »Diskussion der Ergebnisse« nachlesen, wie der Autor die von ihm zusammengetragenen Fakten deutet. Es ist fast die Regel, daß in der Diskussion formuliert wird: »Nach den vorliegenden Ergebnissen erscheint es möglich, daß...«
Man muß sich immer im klaren sein, daß eine wissenschaftliche Arbeit, die sich mit medizinischen Sachverhalten oder mit biologischem Material beschäftigt, immer »nur« Belege liefern kann für die Richtigkeit einer Tatsache oder dafür, daß ein Faktum wahrscheinlicher ist als ein anderes. Ein Autor, der schreibt: »Hiermit ist endgültig bewiesen, daß...«, erscheint unseriös.

2.4.3 Problematik des Resultatvergleichs

Für den Studenten ist es oft überraschend, daß »Wissensstoff« aus Vorlesungen bzw. Büchern in der Originalliteratur nicht »bewiesen« wurde. Dies betrifft vor allem Arbeiten aus der Medizin, Biologie und mit Einschränkungen auch der Biochemie.
Bei den naturwissenschaftlichen Disziplinen, bei denen die Regeln der »Formalen Logik« anwendbar sind, wie Mathematik, Physik und Chemie, liegt die Sache anders. Daß Tatsachen in den »Lebenswissenschaften« meist nur wahrscheinlicher gemacht werden können und nur selten endgültig bewiesen werden, liegt an der Natur der Materie. Die Beweise werden mit statistischen Methoden geliefert. – Statistik ist Wahrscheinlichkeitsrechnung!
Häufig findet man in der Literatur Publikationen, deren Ergebnisse sich widersprechen. Man muß dann sorgfältig den Teil »Material und Methoden« lesen, um einen Grund dafür finden zu können. Es kann einmal am unterschiedlichen »Material« liegen, daß die Ergebnisse sich unterscheiden, zum anderen können die Methoden verschieden sein. Zur Vergleichbarkeit von Ergebnissen hat Professor Koburg einen beachtenswerten Abschnitt im Handbuch für HNO-Heilkunde geschrieben (siehe 3.4.3).

Man muß dann überlegen, welche Methode exakter ist bzw. höhere Genauigkeit der Aussage verspricht. Im schlimmsten Fall stimmen »Material und Methoden« völlig überein und die Ergebnisse sind konträr. Man darf dann nicht entscheiden, welchem der Autoren man »eher glaubt«. Wenn es sich um wichtige Untersuchungen handelt, kann man nur beide Arbeiten in der »Diskussion« besprechen. Man sollte sich – nicht nur in einem solchen Fall – davor hüten, nur die Publikationen zu zitieren, die zu den eigenen Ergebnissen »passen«!!!

2.4.4 Dokumentation der Publikationen

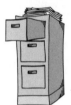

Um die Publikationen festzuhalten, benutzt man eine Kartei (Karteikarten des Formats DIN-A6 sind meist ausreichend). Auf die Karteikarte schreibt man das vollständige Zitat (siehe 3.6) und notiert bestimmte Fakten aus der Publikation. Von wesentlichen Arbeiten sollte man sich einen **Sonderdruck** bestellen (insbesondere, wenn man das Zitat von »Current contents« bezieht) oder eine Kopie anfertigen. Denn wenn man über eine Publikation schreibt, ist es grundsätzlich notwendig, daß man Teile davon noch einmal liest, um sie richtig zitieren zu können. Der Aufwand, sich dann, wenn man seine Dissertation schreibt, alle entsprechenden Zeitschriftenbände auf den Tisch zu sammeln, ist zu hoch. Da die Laufzeit von Sonderdrucken – d. h. von der Anforderung bis zum Erhalt – in der Regel drei bis sechs Monate dauert, sollte man sich auf der Karteikarte eine Notiz darüber machen, wann der Sonderdruck bestellt wurde. »**Sonderdruckanforderungskarten**« gibt es in jeder Klinik schon vorgedruckt. Es empfiehlt sich, als Absender zusätzlich den Doktorvater anzugeben, da es häufig vorkommt, daß Sonderdrucke, die an Studenten adressiert sind, als »unzustellbar« zurückgehen.

Es ist durchaus sinnvoll, alle Karteikarten in alphabetischer Reihenfolge zu ordnen. (Siehe dazu Kap. 3.6, S. 68.) Das erleichtert vor allem die Kontrolle, ob man eine Publikation, die man gerade zitiert findet, schon notiert hat. Einzelne zusammenhängende Sachgruppen innerhalb des zu bearbeitenden Themas kann man durch farbige Karteireiter markieren. Dazu eignen sich bunte Büroklammern aus Plastik.

Checkliste: Vor Beginn der Untersuchungen
- Das intensive Literaturstudium ist erledigt.
- Die Problemstellung ist klar.
- Alle notwendigen praktischen Fähigkeiten sind eingeübt.
- Die notwendige Statistik ist erarbeitet.
- Eine Beratung durch Biomathematiker ist erfolgt.
- Der schriftliche Bericht ist geschrieben.
- Der Doktorvater hat der in dem Bericht vorgeschlagenen Planung zugestimmt.
- Ein Probelauf der gesamten Untersuchungsmethoden hat stattgefunden.
  (Damit können Sie absichern, ob Sie für alle einzelnen Schritte gerüstet sind. Wenn Sie feststellen, daß dies nicht der Fall ist, ist jetzt noch Zeit, sich entsprechend vorzubereiten oder eventuell den Plan zu ändern.)
- Der zweite Probelauf war erfolgreich.
- Der exakte systematische Plan über den Ablauf der Arbeit steht.

3. Gliederung und Aufbau einer wissenschaftlichen Arbeit

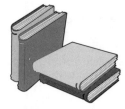

Es ist Aufgabe des Doktoranden, die Ergebnisse bzw. Befunde, die er zusammengetragen und ausgewertet hat, schriftlich so wiederzugeben, daß die Arbeit jedem, der medizinisch interessiert ist, verständlich wird. Das ist eine didaktische Aufgabe, die selbständig erledigt werden muß.

Es ist nicht die Aufgabe des Doktorvaters, schlampige Manuskripte so lange zu überarbeiten, bis sie lesbar sind. – Das gilt vor allem für Rechtschreibung, Zeichensetzung, Grammatik und Korrektheit der Literaturangaben.

Das Schreiben der Doktorarbeit ist für viele eine harte Aufgabe. Nehmen Sie diese Aufgabe ernst. Die Beurteilung der Dissertation hängt ebensosehr von der schriftlichen Wiedergabe ab wie von den Ergebnissen.

Beim Lesen von Dissertationen hat man immer wieder den Eindruck, daß der Doktorand nicht genügend gelesen hat. Sonst könnte es nicht vorkommen, daß sowohl der Aufbau der Doktorarbeit als auch die Art und Weise der Textabfassung so weit vom Üblichen abweicht. Wenn man, bevor man schreibt, einige Dissertationen und viele Publikationen gelesen hat, kann dieser Fehler eigentlich nicht auftreten.

Es sollte darauf verzichtet werden, bei der Niederschrift der Dissertation seine Originalität zu beweisen. Dies ist nicht der richtige Zeitpunkt. Die Originalität sollte der Student bei der Planung und dem Aufbau seiner Untersuchungen beweisen und in der Diskussion der Ergebnisse, aber nicht dadurch, daß er »anders schreibt« als es üblich ist.

Beim Inhaltsverzeichnis und in der Arbeit sollte zur Gliederung der einzelnen Punkte das fortlaufende Zahlensystem benutzt werden, das sich immer mehr durchsetzt.

		Umfang DIN-A4-Seiten	
		Publikation	Dissertation
1.	Einleitung und Problemstellung	1	2–5
1.1	Historischer Überblick		
1.2	Problemstellung (Motivation, Zielsetzung)		
2.	Material und Methoden	½–1	5–10
2.1	Untersuchungsmaterial		
2.1.1	Patienten (Versuchstiere)		
2.1.2	Geräte		
2.1.3	Pharmaka (Chemikalien)		
2.2	Methoden		
2.2.1	Methode A		
2.2.2	Methode B		
3.	Ergebnisse (inkl. Tabellen, Grafiken, Fotos)	3	5–10
3.1	Ergebnisse der Gruppe A		
3.1.1	Bei Anwendung von Methode bzw. Stoff B, etc.		
4.	Diskussion (der Ergebnisse)	4	10–15
5.	Zusammenfassung (d. Ergebnisse) Doktoranden Achtung! – es ist nicht identisch mit Abstract –	½	1
6.	Literatur(-Verzeichnis)	2–3	5–10
		10–22	30–50

Die Länge einer Arbeit ist nicht entscheidend! Aber fragen Sie vorher Ihren Doktorvater, ob er eher 30 Seiten oder 50 Seiten bevorzugt. An manchen Universitäten gibt es bindende Regelungen.

Dieses Schema dient als Beispiel und ist keinesfalls bindend. So kann bei 1 und 4 z. B. eine Unterteilung entfallen. Bevor Sie mit der Niederschrift beginnen, lesen Sie bitte 3.11 und 3.12.

3.1 Einleitung und Problemstellung

3.1.1 Historische Einleitung

Schreiben Sie keine Wiederholung eines Handbuchartikels, das kann jeder Interessierte selbst nachlesen. Zeigen Sie anhand der wichtigsten (relevanten) Publikationen die Entwicklung des Wissensstandes auf dem Spezialgebiet, das Sie bearbeitet haben. Häufig läßt sich dies in zwei groben Zügen darstellen. Der eine enthält die klinischen Untersuchungen und der andere die experimentelle Grundlagenforschung. Man sollte sich davor hüten, beides zu sehr zu vermischen. Häufig ist es nicht richtig, experimentelle Ergebnisse mit den klinischen Befunden »erklären« zu wollen. Das gilt umgekehrt ebenso.

Beschränken Sie sich auf die wesentlichen Publikationen. Dies sind vor allem Veröffentlichungen, in denen gemessene Werte vorkommen. Dies gilt sowohl für klinische Untersuchungen als auch für experimentelle Forschung. Außerdem sollten die Ergebnisse statistisch signifikant sein. Ein Ergebnis ist nicht dadurch schon »gut«, weil es plausibel klingt.

An dieser Stelle muß eindeutig unterschieden werden zwischen bewiesenen Fakten und guten Spekulationen. Sie selbst sollten nicht den Fehler wiederholen, plausibel klingende Hypothesen für bewiesene Tatsachen zu halten.

Die Fakten, die Sie hier darstellen wollen, sollten Sie auch deutlich genug ansprechen, damit der Leser weiß, worum es sich handelt. Wenn man die Literatur kennt bzw. kurz vorher gelesen hat, neigt man leicht zu einer unpräzisen Darstellung, die für einen, der die Literatur nicht kennt, unverständlich bleibt. Sie dürfen nicht voraussetzen, daß jeder, der Ihre Arbeit liest, sich in der Literatur genauso auskennt wie Sie. Unter der Ungenauigkeit der Darstellung leidet die »Lesbarkeit« der Arbeit. Eine schriftlich niedergelegte Formulierung wirkt nur dann überzeugend bzw. verständlich, wenn sie direkt aus dem Gedächtnis kommt. Wenn man die Fakten aus der Literatur bzw. aus den Abstracts, die man gerade auf dem Tisch hat, zusammensetzt, wirkt der gesamte Ablauf unverständlich und ist für den Leser nicht nachvollziehbar.

Es wird ein kurzer historischer Überblick über die Entwicklung der Forschung auf diesem Gebiet gegeben. Der bisherige Wissensstand soll anhand der vorhandenen Literatur beschrieben werden.

> Hier muß vor allem das bereits angesprochen werden, was in der Diskussion wieder aufgegriffen werden soll. Man darf nicht erst in der Diskussion die Publikationen aufzählen und beschreiben, die man benötigt. Dies muß schon in der Einleitung geschehen.

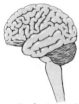

Beschränken Sie sich bei der Beschreibung des Wissensstandes wirklich auf das Notwendigste. Eine Dissertation wird nicht besser durch eine Anhäufung von irrelevanter Literatur, ganz im Gegenteil. Ein zu umfangreiches Literaturverzeichnis spricht eher dafür, daß der Autor unkritisch ist.

Dabei werden die Autorennamen – ohne Vornamen – angegeben und die Jahreszahl der betreffenden Publikationen in Klammern beigefügt.

Die frühere Schreibweise der Autorennamen in vollständiger Blockschrift (Großbuchstaben, Kapitälchen) kann als veraltet gelten und wird in der Medizin kaum noch benutzt. Bei einzelnen Autoren steht selbstverständlich nur ein Name. Hat eine Publikation mehrere Autoren, wird der Name des ersten Autors angegeben und et al. (et alii = und andere) angefügt (weitere Details siehe S. 68).

Zum Beispiel:

Ishii et al. (1968) oder Ishii et al. (1967c)

oder: In der Stria vascularis liegen hohe Aktivitäten von Succinatdehydrogenase vor. (Ishii 1967)

oder: Die Aktivität der Cytochromoxidase ist in der Stria vascularis sehr hoch. (Ishii et al. 1968)

oder: Verschiedene Dehydrogenasen liegen in der Stria vascularis in hoher Konzentration vor. (Gerhardt 1962, Ishii et al. 1968, Vosteen 1961)

– In der Einleitung und in der Diskussion sollte man folgende Art der Satzkonstruktion *unbedingt* vermeiden:

Meier (1963) hat beobachtet..., Schmidt et al. (1965) haben aber beschrieben...

Der Satz sollte das Faktum beschreiben. Das »Zitat« bzw. der Name des Autors ist nur ein Beleg und nicht die Hauptsache des Satzes.

Bei Publikationen ist es derzeit üblich, die Jahreszahlen durch die fortlaufende Numerierung des Literaturverzeichnisses in Klammern gestellt zu ersetzen. Häufig werden im laufenden Text nur noch die Zahlen der Numerierung des Literaturverzeichnisses benutzt. Dabei wird das Literaturverzeichnis exakt alphabetisch geordnet (s. 3.6) und durchnumeriert. Teilweise werden die Zitate in der Reihenfolge, in der sie auftreten, durchnumeriert. Dann ist das Literaturverzeichnis nicht alphabetisch geordnet.
Welches System von der betreffenden Fakultät bevorzugt bzw. bindend vorgeschrieben ist, erfahren Sie am sichersten im Dekanat (Merkblätter). Manchmal bevorzugt der Doktorvater ein anderes System. Deshalb stimmen Sie sich sicherheitshalber mit ihm ab.
Die neuen »Zitier-Systeme« sind davon abhängig, welche Software das Textverarbeitungssystem hat. Die meisten Systeme enthalten eine automatische Fußnotenverwaltung (z. B. Word 6.0 u. a.).
Für medizinische und naturwissenschaftliche Publikationen ist diese Methoden in der Regel nicht anwendbar, weil dasselbe Zitat im Text mehrfach auftreten kann. Fußnoten werden hingegen immer nur einmal, und zwar zu einem bestimmten Textteil gehörend, benutzt (Jura, Philologie, WiSo u. a.).
Es gibt allerdings Textverarbeitungssysteme, die eine automatische Literaturverwaltung enthalten, z. B.: Reference manager und andere. Damit lassen sich beim Einfügen bzw. Weglassen von Zitaten sowohl das Literaturverzeichnis als auch die Zitierungen im Text automatisch überarbeiten (siehe 2.3.2). Die Beschaffung einer solchen Software ist für eine Dissertation nicht erforderlich.

3.1.2 Problemstellung (Motivation, Zielsetzung)

Es folgt eine kurze Beschreibung der Lücke im Wissensstand, die mit der Untersuchung geschlossen werden soll. Man erklärt damit praktisch das Motiv, das zur Durchführung der Untersuchungen geführt hat. Des weiteren soll in wenigen Sätzen das Ziel genannt werden.
Eine präzise Beschreibung des angestrebten Untersuchungsergebnisses ist für die »Lesbarkeit« einer Arbeit sehr wichtig. Es ist Aufgabe des Schreibers, dem Leser deutlich zu machen, weshalb die Untersuchung durchgeführt wurde.

Insbesondere an dieser Stelle ist eine präzise Darstellung unerläßlich. Der Leser sollte nachvollziehen können, welche Gedanken der Problemstellung zugrunde liegen. Dabei muß man davon ausgehen, daß der Leser in etwa den Kenntnisstand hat, den der Doktorand vor Beginn des Literaturstudiums hatte. Es sollte versucht werden, sich in diese Situation hineinzudenken. Man darf umfangreiche Literaturkenntnisse nicht voraussetzen. Aber Achtung, durch umfangreiches und langatmiges Schreiben ist diese Aufgabe nicht gelöst. Gerade hier muß präzise überlegt und knapp formuliert werden.

3.2 Material und Methoden

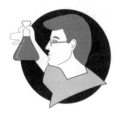

Bei den meisten Doktorarbeiten wird der Teil »Material und Methoden« im Vergleich zum übrigen Text zu lang.
Hier werden angegeben:

Untersuchungsmaterial

Möglichst eingehende Beschreibung des Objektes, z. B. Tierart, evtl. Zuchtstamm und Albino oder pigmentiert.
Bei Patienten genaue Diagnose bzw. Auswahlprinzipien für eine Gruppe von »Normalpersonen«.
Gesamtzahl der untersuchten Objekte und bei Aufteilung in Gruppen Anzahl der Objekte pro Gruppe.

Untersuchungsmethoden

Möglichst eingehende Beschreibung der benutzten Methoden oder das entsprechende Literaturzitat, wo die Methode beschrieben wurde (bei einfachen allgemeinen Methoden entfällt die Beschreibung in der Regel, z. B. Blutdruckmessung).
Bei Entnahme von Proben, z. B. Parotis-Probeexzision, Abstrich, Blutprobe: Beschreibung der Technik oder entsprechendes Zitat.

Aufzählung der benutzten Geräte und Chemikalien

Mit Angabe der Bezugsquelle. Falls selbst entwickelte Geräte benutzt werden, sind hier auch Skizzen möglich.
Bei Chemikalien, vor allem bei Naturstoffen oder Pharmaka, variieren die Reinheit und Zusammensetzung je nach Bezugsquelle. Bei histologischen Arbeiten kann die Herkunft von Färbesubstanzen für den Ausgang der Färbung entscheidend sein.
Beispiele:
Operationsmikroskop (OP MI UI, Zeiss, Oberkochen, Bundesrepublik Deutschland)
Lactat-Dehydrogenase (Serva, Heidelberg, Bundesrepublik Deutschland)
Dialysemembran (UM-05/0 62 mm, Amicon, Oosterhout, Niederlande)
Solche exakten Angaben sind dringend notwendig für den Fall, daß jemand die Arbeit mit seinem Ergebnis vergleichen oder die Experimente reproduzieren will.
Falls die Liste der benutzten Geräte und Chemikalien eine halbe DIN-A4-Seite deutlich überschreitet, ist es ratsam, ein »Bezugsquellenverzeichnis« an das Ende der Arbeit, hinter dem Literaturverzeichnis, anzufügen und im Teil »Material und Methoden« darauf zu verweisen.

Statistik

Im Teil Material und Methoden sind auch die verwendeten Methoden der Statistik anzugeben. Für die Berechnung der Mittelwerte (MW, X, MV = mean value), der Standardabweichung (SD = standard deviation), des Standardfehlers (SE = standard erroer of means, auch SEM) und des Variationskoeffizienten (VK) ist die Angabe der Formel nicht notwendig (s. auch Teil 4.7).

3.3 Ergebnisse

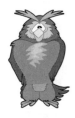

Es wird nur eine exakte Beschreibung der Ergebnisse gegeben, möglichst anhand von Abbildungen, Zeichnungen und Tabellen. In der Regel finden sich Abbildungen und Tabellen nur in diesem Teil. Auch sehr gute Abbildungen und Grafiken sind nur dazu gedacht, die Ergebnisse anschaulich zu machen und können eine Beschreibung der Ergebnisse nicht ersetzen.

In dieser Beschreibung der Ergebnisse sollen die in Tabellen, Grafiken oder Abbildungen dargestellten Tendenzen bzw. Befunde deutlich angesprochen werden. Man darf nicht voraussetzen, daß dem Leser eine Grafik sofort genauso klar wird, wie sie für den Autor ist, der sich diese Darstellung ausgedacht hat. Allerdings ist es auch falsch, eine Grafik zu erläutern als handele es sich um eine Bildbeschreibung im Kunstunterricht. Exaktes Denken und Fingerspitzengefühl sind gefordert. Dazu braucht man Zeit und Ruhe.

Bei der Beschreibung der Ergebnisse werden häufig eine Reihe von Fehlern fast standardmäßig vorgeführt. Dabei treten immer wieder Sätze auf, die absolut nichtssagend sind:

Falsch: Die Meßergebnisse sind in Tabelle 1 zusammengestellt.

Richtig: Mit zunehmender Zeitdauer der Ischämie fällt der Glucosegehalt ab. (Tabelle 1)

Falsch: Der Zeitverlauf der Antibiotikakonzentration ist in der Abbildung 1 dargestellt.

Richtig: Nach anfänglichem exponentiellem Anstieg ergibt sich nach drei Stunden ein Maximalwert von 8,6 µg/ml.

Weitere sinnlose Lückenfüller sind:

... wird im folgenden näher beschrieben.

... wie bereits oben erwähnt ...

Es ist allerdings beim Schreiben viel einfacher, wenn man die Abbildungen oder Grafiken fertig vor sich hat, während man den Text formuliert.

Neben der reinen Aufzählung der Ergebnisse darf dieser Teil keine Diskussionen oder Deutungen oder Bezüge auf Literatur enthalten.

Für den Anfänger ist dies häufig sehr schwierig. Immer wieder drängt sich ihm auf, die bekannte Literatur hier gleich zu disku-

tieren. Um dies vermeiden zu können, braucht man viel Konzentration auf das, was gefordert ist.
Abbildungen (Fotografien, Skizzen, grafische Darstellungen) sind an passender Stelle in den Text einzufügen.
Zwischenbemerkung:
Benutzen Sie die in der Fachliteratur übliche Bezeichnung »Abbildungen«. Das Wort »Schaubild« stammt aus den Schulbüchern für Mathematik und hat in der Dissertation nichts zu suchen. Auch grafische Darstellungen (Blockdiagramme, Kurven, Histogramme) sind Abbildungen.
Es ist sinnvoll, mehrere Abbildungen, die Ähnliches aussagen, zusammenzufassen. Also wenn möglich, statt Abb. 1–4, Abb. 1 a–d. Zu jeder Abbildung gehört eine Legende, in der die wesentliche Aussage beschrieben wird und die benutzten Zeichen bzw. Abkürzungen erläutert werden.
Falls viele Tabellen, Grafiken und Fotos notwendig sind, empfiehlt es sich, bei Dissertationen einen gesonderten Teil einzuschieben. Bei Manuskripten für Publikationen ist dies ohnehin verlangt.
Achtung! »Fotos« (Graustufen) sind sogenannte »Halbton-Bilder« und werden beim Druck gesondert angefertigt und zusätzlich erhöht berechnet. Dasselbe gilt für farbige Abbildungen. Also – entweder man hat viel Geld oder man ist sparsam mit Fotos und Farbbildern!

3.4 Diskussion (der Ergebnisse)

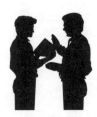

Die Diskussion ist eine ganz besondere didaktische Aufgabe. Die eigenen Ergebnisse werden mit den früheren verglichen und anhand der Zitate besprochen. Dabei kann es notwendig sein, auch einen kritischen Vergleich der Methoden durchzuführen. Eine Gliederung der Diskussion ist angebracht. Sie muß nicht unbedingt durch eigene Überschriften deutlich gemacht werden.

3.4.1 Diskussion der Bedeutung der eigenen Ergebnisse

Dieser Teil kann relativ kurz sein. Man sollte aber präzise die wichtigsten Punkte der eigenen Ergebnisse noch einmal betonen und dabei nochmals auf Tabellen oder Abbildungen verweisen. Tun sie dies bitte bedacht. Eine Formulierung wie z. B.: »Die Ergebnisse sind insgesamt sehr eindrucksvoll (Tab. 1–8 und Tab. 12–15, Abb. 1–6 und Abb. 8, 12)« ist unnötig.

Die einzelnen eigenen Befunde bzw. Ergebnisse, die hier in der Diskussion aufgegriffen werden sollen, müssen knapp, aber eindeutig noch einmal dargestellt werden. Sie können vom Leser nicht erwarten, daß er sich alles, was Sie im Teil »Ergebnisse« geschrieben haben, genau gemerkt hat. Wenn Sie die Fakten nicht noch einmal ansprechen, kann er Ihrem Gedankengang nicht folgen. Seine Folgerung wird sein, daß Sie unlogisch bzw. unpräzise argumentieren. Wenn dieser Eindruck entsteht, wird der Leser und insbesondere der Gutachter nicht geneigt sein, Ihre »Diskussion der Ergebnisse« positiv zu beurteilen. Dies kann sehr leicht zur Folge haben, daß auch Ihre Ergebnisse und Ihre Untersuchungen viel schlechter eingeschätzt werden, als sie in Wirklichkeit sind.

3.4.2 Diskussion der Fehlermöglichkeiten

Jede Untersuchung hat nur eine beschränkte Aussagekraft. Diese ist abhängig von der angewandten Methode. Da häufig die Methoden kleine, wenn auch spezifische Veränderungen enthalten, sollte dies hier noch einmal angesprochen werden. Viele Methoden sind erst durch »die kleinen Tricks« wirklich durchführbar.

Man sollte sich genau überlegen, welche Schwachpunkte die eigene verwendete Methode hat und diese auch angeben. Andererseits kann die eigene Methode gegenüber den früher verwendeten Vorteile haben, die man erwähnen muß.

Immer wieder fällt den Studenten gerade in diesem Zusammenhang sehr viel ein, weil ihnen die Methodik, mit der sie gearbeitet haben, inzwischen sehr vertraut geworden ist. In der Doktorarbeit werden deshalb langatmige und detaillierte Verbesserungsvorschläge unterbreitet. Hüten Sie sich davor, diesen Teil »Diskussion der Fehlermöglichkeiten« zu ausführlich zu gestalten.

Es könnte sonst der Eindruck entstehen, sie hätten nur die Methodik verstanden und wären nicht in der Lage, in größeren Zusammenhängen zu denken.
Es ist nicht sichergestellt, daß die modernsten Methoden auch immer die besten sind. Häufig sind die Fehlermöglichkeiten (Artefakte) bei sehr neuen Methoden noch nicht umfassend bekannt.
Dissertationen sind, was die Methoden angeht, häufig »Pilotprojekte«. Dabei soll eine in der entsprechenden Klinik noch nicht routinemäßig durchgeführte Methode auf ihre Eignung überprüft werden. In diesen Fällen ist es besonders wichtig, sowohl die Eignung als auch die Durchführbarkeit kritisch zu überprüfen. Der Doktorand tut seinem Doktorvater keinen Gefallen damit, daß er die möglichen Schwachstellen einfach unterschlägt.

3.4.3 Diskussion im Zusammenhang

Die Darstellung der Bedeutung der eigenen Befunde im Zusammenhang mit den bekannten Ergebnissen früherer Autoren ist ein wichtiger Teil jeder wissenschaftlichen Arbeit. Dabei können sowohl klinische Befunde als auch experimentelle Ergebnisse zur Unterstützung der eigenen Schlußfolgerungen herangezogen werden. Dabei müssen die entscheidenden Punkte der benutzten Publikationen erwähnt werden. Sie können nicht als bekannt vorausgesetzt werden, auch wenn sie in der Einleitung bereits erwähnt wurden.
Es ist ein grober Fehler, frühere Publikationen, deren Inhalt man für die Diskussion braucht, erst an dieser Stelle ausführlich zu erläutern. Das muß bereits in der Einleitung geschehen sein. In der Diskussion sollte nur der Kernpunkt einer Publikation noch einmal angesprochen werden. Wenn aber eine Publikation angesprochen wird, muß die Kernaussage, die man hier verwendet, auch deutlich formuliert werden.
Ein Satz wie z. B.: »Unsere klinischen Befunde werden gestützt durch die experimentellen Ergebnisse von Ziegenbalg et al. (1932)« sagt überhaupt nichts und ist deshalb sinnlos.
Vor allem bei der Verwendung fremder Ergebnisse zur Unterstützung der eigenen Ergebnisse und zur Untermauerung eigener Schlußfolgerungen muß man immer genau abklären, inwieweit solche

Schlüsse zulässig sind. In vielen Publikationen finden sich in der Diskussion Schlußfolgerungen, die dann häufig auch in der Zusammenfassung auftauchen, die aufgrund der angewendeten Techniken gar nicht zulässig sind.
Durchblutung des Innenohres. In Anlehnung an Berendes, Link, Zöllner (Hrsg.): Hals-Nasen-Ohren-Heilkunde in Praxis und Klinik, Thieme Verlag
von E. Koburg und B. Maass

Physiologie und Pathophysiologie der Labyrinthdurchblutung

Problematik des Resultatvergleichs

Es gibt kaum einen medizinisch-naturwissenschaftlichen Forschungsbereich, für den das vergleichende Literaturstudium auf so viele kontroverse Aussagen stoßen läßt, wie dies für den Fragenkomplex der Beeinflußbarkeit der Labyrinthdurchblutung festzustellen ist. Ein Teil dieser Widersprüche hängt mit den zahlreichen Möglichkeiten einer Verfälschung der Ergebnisse durch technische Prozeduren zusammen, andere mit Unterschieden in den Voraussetzungen, die bei der vergleichenden Betrachtung übersehen werden.

Nichtvergleichbarkeit der Resultate

Selbst bei gleicher Versuchsanordnung sind die unerwünschten methodischen Implikationen nicht in stets reproduzierbarer Größe zu erwarten. Indessen findet man kaum zwei Untersuchungen, bei denen mit ein und derselben Methode gearbeitet wurde, meist wurden gleich mehrere Parameter (z. B. Versuchstier-Spezies, Narkosemittel, Tötungsart, histologische Aufarbeitung usw.) geändert. Scheinbar Widersprüchliches ergibt sich auch daraus, daß manche Autoren bei der referierenden Darstellung der Resultate von Voruntersuchern Ergebnisse vergleichend gegenüberstellen, die nicht miteinander vergleichbar sind. Die zwangsläufig unterschiedlichen Resultate werden so in den Rang gleichwertiger, aber einander widersprechender Ergebnisse gehoben. Verschiedenheiten hinsichtlich der Versuchsanordnung, des Aussagewertes einer Methode, der Versuchstier-Spezies, der Zahl der Beobachtungen, der Beobachtungsorte bei Intravitalbeobachtungen und dergleichen werden allzuoft außer acht gelassen. Die Wirkung allgemein angreifender sogenannter vegetativ wirksamer (sympathikolytischer oder sympathikomimetischer) Pharmaka wird unzulässigerweise mit dem Effekt örtlicher Eingriffe am Sympathikus gleichgesetzt.

Unzulässige Analogieschlüsse

Andere Ursachen scheinbarer Widersprüche sind in der häufigen Anwendung unzulässiger Analogieschlüsse zu sehen. So schließt man von der durch den Bulbus venae jugularis fließenden Blutmenge auf die Innenohrdurchblutung oder von der Strömungsgeschwindigkeit in der Stria vascularis auf die Durchblutung der Kochlea. Die Wirkungslosigkeit der Stellatumblockade in der Therapie des meist auf dem Boden einer Arteriosklerose entstandenen ischämischen Hirninfarktes wurde zum Anlaß genommen, diese Behandlung für den in der überwiegenden Mehrzahl der Fälle gänzlich anders verursachten Hörsturz (akute Ertaubung) in Bausch und Bogen abzulehnen. Besonders leicht wird ein unzulässiger Analogieschluß übersehen, wenn in einer Monographie mit Post-mortem-Methoden die gesamte terminale Strombahn der Kochlea beschrieben wird, zusätzliche Intravitalbeobachtungen indessen nur auf die Gefäße der lateralen Kochleawand beschränkt und dann die bei der Beobachtung der lateralen Kochleawand erhaltenen Resultate auf die gesamte Kochlea bezogen werden.

Unkorrektes Zitieren

Der Katalog der Ursachen für die scheinbaren Widersprüche wäre unvollständig, wenn nicht erwähnt würde, daß gerade in der Frage der Innenohrdurchblutung öfters unkorrekt oder unvollständig zitiert wurde. So werden z. B. Arbeiten als Originalarbeiten zitiert und weiterzitiert, bei denen die Durchsicht des vollständigen Textes ergibt, daß es sich um ein Übersichtsreferat handelt bzw. daß die zitierten angeblichen Originalergebnisse dort als Ergebnisse anderer Untersucher referiert wurden.

Es folgt die Erläuterung der Schlußfolgerungen aus den eigenen Ergebnissen im Zusammenhang mit der bereits bekannten Literatur. Alle Schlußfolgerungen müssen präzise, logisch und vom Leser nachvollziehbar sein. Jede Argumentation sollte man selbst noch einmal auf ihre Schlüssigkeit hin überprüfen. Das mindeste Maß an Selbstkritik sollte die Frage sein: »Würde mich selbst diese Argumentation überzeugen, wenn sie mir von einem anderen vorgelegt würde?« Die Diskussion endet mit der Andeutung, was mit der Untersuchung erreicht wurde bzw. wie sich der Wissensstand dadurch verändert hat.

> Vermeiden Sie als Schlußsatz: »Weitere Untersuchungen sind notwendig.« Zum einen ist das selbstverständlich; eine einzelne Untersuchung wird ein Forschungsgebiet nie endgültig abschließen können. Zum anderen sollte man einige Absätze früher erwähnen, welche weiteren Untersuchungen in der betreffenden Institution geplant sind.

Gliedern Sie die Diskussion sachgerecht in Absätze von vernünftiger Länge. Jeder einzelne Absatz sollte »dramatisiert« werden. Das heißt, jeder Absatz sollte in sich gedanklich gegliedert sein in Einführung, Besprechung und Folgerung. Jeder Absatz sollte mit einer Folgerung abschließen, auf die man im vorhergehenden Text hinleitet. Dadurch wird die Diskussion gut verständlich. Dies trägt deutlich zur »Lesbarkeit« einer Arbeit bei.
Bei manchen Diskussionen plätschert der Text belanglos zwischen eigenen Ergebnissen und Literaturkenntnissen hin und her. Der Leser fragt sich dann am Schluß: »Was hat der eigentlich sagen wollen?« Also bedenken Sie bei der Diskussion (aber auch bei der Einleitung) die »Dramatisierung«.

3.5 Zusammenfassung (der Ergebnisse)

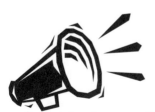

Hier handelt es sich nur um eine kurze Aufzählung der Fakten. Eine Andeutung der eigenen Schlußfolgerung ist möglich. Spekulative Erwägungen in diesem Teil sind nicht angebracht. Viele Leser werden nur die Zusammenfassung oder vor allem diese, aufmerksam zur Kenntnis nehmen. Es muß dem Doktoranden also gelingen, die Ergebnisse anschaulich und komplett wiederzugeben. Dabei sollte die Zusammenfassung eine Seite nicht überschreiten. Bedenken Sie, daß es sich hierbei um die

»Visitenkarte« Ihrer Arbeit handelt. Verweise auf Abbildungen oder Literatur dürfen hier nicht vorkommen. Verwechseln Sie die Zusammenfassung nicht mit dem Abstract (s. 3.8).

3.6 Literatur(-Verzeichnis)

Die benutzten (d. h. im Text zitierten) Literaturstellen werden nach dem Namen des ersten Autors alphabetisch angeordnet. Alle Zitate im Text, z. B. Giebel et al. (1973) müssen hier belegt werden. Es darf aber hier keine Arbeit auftauchen, die nicht im Text verarbeitet wurde.

Anordnung:

Bei mehreren Publikationen desselben Autors: zuerst alle Arbeiten des Autors, die er allein publiziert hat in der Abfolge der Jahre, in denen sie gedruckt wurden, dann alle Arbeiten mit einem oder mehreren Mitautoren in alphabetischer Reihenfolge der (des zweiten) Mitautoren.
Beispiel: (hier sind ausnahmsweise nicht die vollen Zitate benutzt worden, sondern nur die Namen)
Ishii T (1967)
Ishii T, Balogh K (1966)
Ishii T, Balogh K (1967)
Ishii T, Bernstein JM, Balogh K (1967a)
Ishii T, Ishii D, Balogh K (1968)
Ishii T, Muramaki Y, Balogh K (1967b)
Ishii T, Muramaki Y, Gacek RR (1967c)
Ishii T, Muramaki Y, Kimura RS, Balogh K (1967d)
Ishii T, Silverstein H, Balogh K (1966a)
Ishii T, Takahashi T, Balogh K (1966b)

Achtung:

Ist die Publikation von einem Autor, wird im fortlaufenden Text nur dieser erwähnt (z. B. Ishii 1967). Haben zwei Autoren eine Arbeit veröffentlicht, werden im Text beide Autoren erwähnt (z. B. Ishii, Balogh 1968 oder Ishii, Nomura 1968). Haben drei oder mehr Autoren an einer Veröffentlichung gearbeitet, wird im Text nur der erste Autor erwähnt mit Hinzufügung des Kürzels et al. (et alii = »und andere«) (z. B. Ishii et al. 1967 oder Ishii et al. 1966). Falls die Erwähnung im Text keinen zweifelsfreien Bezug zum Literaturverzeichnis ergeben sollte, werden den Jahreszahlen im Text und im Literaturverzeichnis kleine Buchstaben beigefügt (z. B. Ishii et al. 1967a oder Ishii et al. 1967c). Die Reihenfolge der Buchstaben ergibt sich aus der Reihenfolge im Literaturverzeichnis.

Achtung! Vorsicht!

Diese Regeln sollten absolut ernst genommen werden. Es ist schon öfters vorgekommen, daß der Doktorvater oder der Zweitgutachter die Arbeit wieder zurückgibt, weil beim Zitieren im Text mehrere Fehler aufgetaucht sind (z. B. Ishii 1968 anstatt Ishii, Balogh 1968 oder Ishii, Muramaki 1967 anstatt Ishii et al. 1967d).

An den einzelnen Fakultäten werden unterschiedliche Formen gewünscht oder gefordert. Das sollte rechtzeitig abgeklärt werden.

Das volle Zitat enthält die Namen der Autoren, die Jahreszahl der Herausgabe des Bandes, den vollen Titel der Arbeit, die international übliche Abkürzung der Zeitschrift, die Zahl des Bandes, die Anfangs- und Endseite (in diesem Band).

Beispiel:

Zeitschriftenzitate:

Giebel, W., Saechtling, H. (1973): A combination of microdisc electrophoresis with antigen-antibody crossed electrophoresis. Identification and quantitative determination of indivual serumproteins. Hoppe Seyler's Z. Physiol. Chem. 354: 673–681

Ishii, T., Ishii, D., Balogh, K. (1968): Lysosomal enzymes in the inner ear of Kanamycin treated guinea pigs. Acta oto-laryng (Stockh.) 65: 449–458

oder:

Giebel, W, Saechtling H (1973) A combination of microdisc electrophoresis with antigen – antibody crossed electrophoresis. Identification and quantitative determination of individual serum proteins. Physiol. Chem. 354, 673–81

Buchzitate:

Autoren und Titel wie bei Zeitschriften, dann Auflage, Verlag, Verlagsort, Jahr.

Kolle, K.: Leitfaden für Verfasser wissenschaftlicher Arbeiten. Springer, Berlin, Göttingen, Heidelberg 1964

(diesem Buch sind ein Teil der hier aufgeführten Hinweise entnommen worden)
Held, H.: Die Cochlea der Säuger und Vögel, ihre Entwicklung und ihr Bau. In: Bethe (Hrsg.), Handbuch der normalen und pathologischen Physiologie XI, 466–534, Springer, Berlin 1926

Zur Beachtung:

Namen: Beim Namen des Autors wird die Abkürzung des Vornamens hinter den Nachnamen gesetzt.
Prädikate wie von, de, du gelten als Bestandteile des Vornamens, z. B. Christian von Ilberg wird zitiert:
Ilberg, C. v.
Trägt der Sohn die gleichen Vornamen wie sein Vater (der bereits publiziert hat), wird die Abkürzung für Junior nachgesetzt:
z. B. Shambough, G. E. Jr.
Bei Publikationen in Zeitschriften ist es nicht mehr üblich, daß die Autorennamen in Großbuchstaben geschrieben werden.

Titel der Arbeit:

Stets vollen Titel exakt angeben, eine Abkürzung des Titels ist nicht zulässig.
Bei englischen Titeln von Publikationen in Zeitschriften werden im Literaturverzeichnis alle Wörter klein geschrieben, obwohl es bei Überschriften anders üblich ist. Bei Buchtiteln bleibt die Originalschreibweise.
Im Literaturverzeichnis dürfen die Titel nicht verändert (modernisiert) werden.
Beispiel:
Zur Verteilung der DPN- und TPN-Diaphorase in der Meerschweinchenschnecke. (Gerhardt 1962)
Im Text heißt es natürlich: Gerhardt hat bereits 1962 das Verteilungsmuster der NAD- und NADP-Diaphorase untersucht.

Abkürzungen der Zeitschriften:

Meistens findet man auf der Titelseite einer Publikation die korrekte Abkürzung der betreffenden Zeitschrift, oder man entnimmt die Abkürzung aus dem Literaturverzeichnis einer anderen Publikation. Um sich völlig abzusichern, sollte man in der UB Nachschlagewerke befragen (z. B. World Medical Periodicals oder Index Medicus), die für alle Zeitschriften die interna-

tional empfohlenen Abkürzungen aufführen. Bei der Abkürzung der Zeitschrift ist immer die neueste Version zu verwenden, auch wenn die Zeitschrift zum Zeitpunkt der Publikation einen anderen Titel oder eine andere internationale Abkürzung führte. Gerade in den letzten Jahren haben sich die Abkürzungen häufig geändert, als Beispiel:
Arch. Ohr.-, Nas.- u. Kehlk.-Heilk.
Arch. klin. exp. Ohr.-, Nas.- u. Kehlk.-Heilk.
Arch. Oto-Rhino-Laryngol.
Arch. Otorhinolaryngol.
Eur. Arch. Otorhinolaryngol.

Checkliste: Vor der schriftlichen Abfassung

- Das Kapitel 3 »Gliederung und Aufbau einer medizinischen Doktorarbeit« noch einmal durchlesen.
- Die Abbildungen und Graphiken sind fertiggestellt.
- Die Legenden zu den Abbildungen sind formuliert.
- Die benötigten »Synonyma« sind notiert (am besten auf Karteikarten).
- Beginnen Sie mit »Material und Methoden«.

3.7 Titelseite, Widmung, Danksagung, Lebenslauf

Für die Titelseite der Dissertation gibt es eine genaue Anweisung der Fakultät, die auf dem Dekanat oder beim Doktorvater erhältlich ist.

Eine Widmung kann in einer Dissertation ohne weiteres enthalten sein. In der Regel gilt sie den Eltern bzw. dem Ehepartner. Es ist auch möglich, sie einem Hochschullehrer, Lehrer oder einer anderen Person zu widmen, die im Lebenslauf entscheidenden Einfluß hatten.

Eine Danksagung ist üblich. Man bedankt sich beim Doktorvater und bei allen anderen Personen, die zur Fertigstellung der Arbeit entscheidend beitrugen. Bei Dissertationen erfolgt dies auf einer Extraseite nach dem Literaturverzeichnis.

Wurde eine wissenschaftliche Arbeit durch Drittmittel (Deutsche Forschungsgemeinschaft, Stiftung Thyssen, Stiftung Volkswagenwerk, Breuninger Stiftung GmbH usw.) für Personalkosten oder Gerätebeschaffung unterstützt, dann wird dies bei Publikationen als Fußnote auf der Titelseite vermerkt.

Der Lebenslauf wird in vorgeschriebener Weise (s. Merkblatt) als letztes Blatt (hinter dem Literaturverzeichnis) der Arbeit angefügt.

3.8 Abstract

Zusätzlich zur kompletten Doktorarbeit muß beim Dekanat ein Abstract abgegeben werden. Es muß auf Deutsch abgefaßt sein und auf einer DIN-A4-Seite Platz haben. Es trägt am Kopf den Namen des Doktoranden und den Titel der Doktorarbeit. Im Abstract wird die gesamte Arbeit in Kurzfassung wiederholt. Es enthält also eine Einleitung, eine kurze Darstellung der Methoden, die Untersuchungsergebnisse und eine Schlußfolgerung. Dabei muß es Ihnen gelingen, diese einzelnen Teile in jeweils drei bis fünf Sätzen komplett wiederzugeben. Dabei ist es notwendig, daß man sich auf das Wichtigste, also die Kernpunkte beschränkt. Im Abstract dürfen nicht enthalten sein:
Zitate und Hinweise auf Tabellen oder Abbildungen.

3.9 Drucklegung

Nach Abschluß der Promotion sind eine bestimmte Anzahl von Pflichtexemplaren beim Dekanat abzuliefern (s. Merkblatt des Dekanats).

Die Druckkosten (inkl. Binden) betragen zur Zeit bei einem Umfang von 40–60 Seiten ca. 1000,– bis 1500,– DM. Falls die Arbeit genügend wissenschaftlichen Inhalt hat, empfiehlt es sich, mit dem Doktorvater eine Publikation in einer Zeitschrift zu vereinbaren.

Diese »Kurzfassung« sollte ca. acht bis zehn Seiten umfassen und

muß dem Dekanat vor der Drucklegung zur Genehmigung eingereicht werden. Bei acht bis zehn Seiten Manuskript (inkl. Bilder und Tabellen) wird der Artikel in einer Zeitschrift ca. vier bis sechs Seiten lang. Die Kosten für den Kauf von 100 Exemplaren (Mindestabnahme) dieser Publikation betragen zur Zeit ca. 200,– bis 250,– DM.
Anstelle der Pflichtexemplare dürfen die Sonderdrucke abgegeben werden. Das bedeutet eine Kostenersparnis von ca. 800,– bis 1000,– DM.

3.10 Kosten

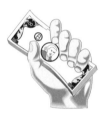

Bei der Durchführung der Untersuchungen entstehen dem Studenten in der Regel kaum Kosten. Die notwendigen Materialien und Geräte werden von der Klinik zur Verfügung gestellt (außer Schreibmaterial). Für die Literaturarbeit hat der Doktorand die Kosten für die Fotokopien oder Fernleihe selber zu tragen.
Die Bezahlung der Reinschrift der Dissertation (zwischen 5,– und 7,– DM pro Tippseite) erfolgt durch den Doktoranden.
Grafische Darstellungen und Fotoarbeiten werden gelegentlich von den Kliniken übernommen. Sonst sollte man sie in Auftrag geben. Die Kosten dafür sind jedoch nicht unerschwinglich und für einen Ungeübten ist die saubere Herstellung einer Grafik mit Tusche (Kugelschreiber oder Filzstift sind nicht zulässig) sehr zeitaufwendig. Die Verwendung von Abreibebuchstaben und -linien (Letraset etc.) ist zwar einfacher, erfordert aber auch Übung und kann kostspielig sein.
Falls einem Graphiksoftware zur Verfügung steht, kann diese natürlich eingesetzt werden. Das ist aber nur dann sinnvoll, wenn bereits ausreichend Routine vorhanden ist. Sich in eine Graphiksoftware einzuarbeiten kann sehr langwierig sein.

3.11 Empfehlung

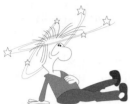

Es empfiehlt sich, mit der schriftlichen Abfassung des Teils »Material« und »Methoden« zu beginnen. Das ist am einfachsten. – Danach folgen die Ergebnisse und die Diskussion. Die Einleitung schreibt man am besten zum Schluß. Während der schriftlichen Abfassung und insbesondere der Diskussion ändert sich oft die Auffassung bzw. die Einstellung des Autors z. T. erheblich. Da die Einleitung den Leser auch didaktisch in die Schlußfolgerungen einführen soll, ergibt sich durch teilweise Verlagerung der Schwerpunkte eine Änderung bei der Einleitung. Diese Änderung erübrigt sich, wenn man die Einleitung zum Schluß schreibt.

Wichtig:

Bevor Sie Ihre eigene Dissertation schreiben, lesen Sie unbedingt mindestens drei Doktorarbeiten, die sich mit ähnlichen Themen beschäftigen.

3.12 Stil

Über den Sprachstil in wissenschaftlichen Arbeiten soll hier nur wenig gesagt werden. Darüber ist an anderer Stelle schon viel geschrieben worden.
Zur Verwendung der Zeiten: Präsens bzw. Imperfekt soll hier eine kurze Anmerkung gegeben werden:
Alle bereits bewiesenen Fakten, die man aus früheren Publikationen entnimmt, werden in Präsens aufgeführt:

»Einige Antibiotika können die Blut-Liquorschranke nicht passieren.«

Alle in der Arbeit durchgeführten Tätigkeiten oder erhobenen Befunde werden im Imperfekt niedergelegt:

»Nach Inkubation mit dem Patientenserum fand sich eine intensive Fluoreszenz im Bereich der Parietalzellen.«

Zur Verwendung von Aktiv und Passiv bzw. »persönlichen Formulierungen« gibt es verschiedene Auffassungen. Sehr verbreitet ist es, das Passiv zu benutzen und Worte wie »ich«, »wir«, »unsere Klinik«, »man« zu vermeiden, z. B.: »Auf die erste Inkubation mit dem Patientenserum folgt ein dreimaliger Spülvorgang mit PBS.«
Daneben gibt es (insbesondere im amerikanischen Schrifttum) die Tendenz, möglichst durchgehend die Begriffe »ich« und »wir« zusammen mit dem Aktiv zu verwenden:
Z. B.: »Wie in unserem Labor üblich, habe ich nach der ersten Inkubation die Schritte dreimal mit PBS gespült.«
Klären Sie mit Ihrem Doktorvater ab, welche Stilform er bevorzugt.
Zwei unschöne Formulierungen können mit etwas Bedacht leicht vermieden werden. Die eine ist die häufige Anwendung von Nebensätzen, die mit »daß« beginnen.
Anstelle von:
»Bei Gabe von... zeigte sich, daß der Blutdruck gesenkt wurde.«
Besser ist:
»Die Gabe von... führte zu einer Senkung des Blutdrucks.«
oder
»...senkte den Blutdruck.«
Die zweite, die häufig sehr auffällig ist, ist die ständige Benutzung desselben Substantivs oder Verbs. Dies zu vermeiden, ist nicht eine Frage der literarischen Begabung. Manchen Studenten fällt eine Änderung der Wortwahl nicht schwer. Den meisten ist die Art der Sprache der wissenschaftlichen Arbeiten aber so fremd, daß ihnen kaum Synonyma einfallen. Es gibt zwar Bücher und Textverarbeitungen (z. B. Word 6.0), in denen Synonyma zusammengestellt sind, aber meistens sind sie für Germanisten oder Betriebswirte vorgesehen und in unserem Fall wenig nützlich. Es sind hier deshalb einige verschiedene Ausdrücke für in medizinischen Arbeiten häufig auftretende Verben wie »zeigen« oder Substantive wie »Befund« zusammengestellt.
Hier werden sie »technische Synonyma« genannt, denn im eigentlichen Sinne sind sie nicht synonym. Man kann dieses System erfolgreich benutzen, indem man die einzelnen Worte einfach in einer bestimmten Reihenfolge zur Satzbildung verwendet. Eine nachträgliche Änderung, wenn man selbst oder der Doktorvater festgestellt hat, daß auf einer Seite etwas fünfmal hintereinander »gezeigt wird«, ist relativ schwierig. Die ver-

schiedenen Verben sind manchmal reflexiv oder statt transitiv muß man intransitiv formulieren.
Damit hat kaum ein Deutscher in seiner Muttersprache Schwierigkeiten, wenn er die Satzkonstruktion gleich mit dem entsprechenden Verb durchführt.
Manchem mag dieses Vorgehen formalistisch erscheinen.
Hier ist das Ziel, eine Arbeit gefälliger oder besser lesbar zu machen. Der Student sollte einen alten Satz aus dem Marketing überdenken: »Eine gute Ware läßt sich nur in einer guten Verpackung gut verkaufen.«

> Liste »technischer Synonyma«
> zeigen: beobachten, erkennen, finden, ausfallen, vorkommen, vorherrschen, sich verhalten, nachweisen, auszeichnen, vorliegen, sich ergeben, deutlich werden, evtl. noch: reagieren, feststellen, lokalisieren.
> untersuchen:
> bearbeiten, beschreiben, darstellen
> nachweisen:
> belegen, nahelegen, unterstreichen, deutlich machen
> diskutieren:
> erörtern, besprechen
> Untersuchung:
> Beobachtung, Arbeit, Ergebnisse, Experimente, Darstellung
> Bereich:
> Gegend, Areal, Fläche, Raum, Gebiet, Stelle
> Befund:
> Ergebnis, Tatsache, Faktum, Entdeckung, Angabe
> Methode:
> Verfahren, Technik, Analyse, Vorgehen

Die größten Schwierigkeiten treten bei der Beschreibung der Methoden auf, weil da meistens alles »gemacht wurde«. Die als Varianten angegebenen Verben zur Vermeidung des Imperfekts Passiv sind sehr vorsichtig zu verwenden, weil sonst der Text leicht zu schwulstig wird.

wurde	erfolgte, diente, benötigte, bestand aus, enthielt, ließ sich benutzen, verwenden, anwenden, eignete sich, war durchführbar
	als günstig ergab sich
	erwies sich, erschien, bewährte sich
	ermöglichte
	erleichterte, erlaubte, gestattete, trug bei
	vermied
	reduzierte, verringerte
	vervollständigte
	erweiterte, vergrößerte, sicherte, mußte
	genutzt (genäht, gemischt) werden
	begann
	eröffnete, löste aus
	blieb
	verblieb, folgte, führte zu, übernahm, beendete, erreichte

Man sollte auch versuchen, das häufige »wurde« durch Zusammenfassung mehrerer Arbeitsvorgänge weniger zu gebrauchen.
»Die Lösung wurde abgekühlt. Danach wurde eine Zentrifugation durchgeführt. Daraufhin wurde der Überstand abpipettiert und der verbleibende Bodensatz wurde getrocknet.«
läßt sich formulieren:
»Nach dem Abkühlen wurde die Lösung zentrifugiert, der Überstand abpipettiert und der Bodensatz getrocknet.«

> **Checkliste: Vor der Abgabe der Arbeit**
> Lesen Sie die gesamte Arbeit vor der Abgabe noch einmal durch und überprüfen Sie dabei noch einmal:
> - Das Literaturverzeichnis ist in Ordnung.
> - Die Literaturzitate im Text sind korrekt (siehe Kapitel 3.6 Literatur).
> - Die Zusammenfassung ist so klar geschrieben, daß auch ein interessierter Laie die gesamte Arbeit verstehen kann.
> - Die Abbildungen sind ausreichend beschriftet.
> - Die Legenden zu den Abbildungen sind verständlich.
> - Die Abbildungen und Tabellen sind im Text an der richtigen Stelle erwähnt (auch in der Diskussion).
> - Inhaltsverzeichnis und Textüberschriften stimmen überein.
> - Die Seitenangaben sind korrekt.
> - Die Zeichensetzung ist in Ordnung.
> - Die Orthographie stimmt.

Nehmen Sie bitte alle diese Punkt sehr ernst!
Falls sich in der abgegebenen »Erstschrift« zu viele Fehler finden, müssen Sie sich den Vorwurf gefallen lassen, daß Sie unordentlich geschrieben haben.
Es ist naheliegend, daß dann auch Schlußfolgerungen auf Ihre Arbeitsweise bei den Untersuchungen gezogen werden.
Anscheinend wird in den Schulen wenig Wert auf die korrekte Darstellung von Sachverhalten gelegt. Rechtschreibung und Zeichensetzung sind bei manchen Manuskripten katastrophal.
Ein Student, der den Titel eines Doktors tragen will, sollte in der Lage sein, ein Manuskript von 20–40 Seiten fehlerfrei abzugeben.
Mit einem fehlerhaften Manuskript können Sie Ihren Doktorvater sehr verärgern.
Wollen Sie sich sein Wohlwollen verscherzen?

3.13 EDV-Einsatz bei der Doktorarbeit
(von Armin Kappel)

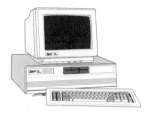

Es ist heutzutage die Regel, größere Texte mit Hilfe von Computern zu verfassen und zu bearbeiten. Darum sollen hier einige Anregungen zur effektiven EDV-Nutzung bei der Erstellung der medizinischen Doktorarbeit gegeben werden.

3.13.1 EDV-Nutzung: Vorteile, Nachteile, Anwendungsgebiete

Alle universitären Rechenzentren und die meisten Fakultäten bieten denen, die keinen eigenen Rechner besitzen, die Möglichkeit, Rechner zu nutzen. Fragen Sie einfach im Rechenzentrum Ihrer Universität, im Dekanat Ihrer Fakultät oder an Ihrer Klinik nach. Zumeist ist die Nutzung der zentralen Universitäts-Rechnerpools mit einer mäßigen Gebühr pro Semester verbunden. Sollten Sie noch keine Erfahrung mit Computern haben, empfiehlt es sich, einen Einführungskurs zu besuchen.
Sollten Sie Ihre Doktorarbeit in solch einem Rechnerpool schreiben, gibt es eigentlich nur drei Dinge, die Sie beachten müssen:

1. Machen Sie immer eine Sicherungskopie auf Diskette!
2. Machen Sie immer eine Sicherungskopie auf Diskette!!
3. Machen Sie immer eine Sicherungskopie auf Diskette!!!

Seit Jahren kursieren an allen Universitäten immer wieder Horror-Gerüchte von Doktoranden, die, aus Gründen der Sparsamkeit, aus Vergeßlichkeit oder aus Leichtsinn, dies unterließen – und deren fast fertige Dissertation dann durch einen Systemabsturz oder durch ein »Aufräumen« der Rechner verschwand. Diese Gerüchte stimmen! Schonen Sie Ihre Nerven, machen Sie eine Kopie.
Wenn Sie für die Anfertigung Ihrer Doktorarbeit einen PC erwerben wollen, erkundigen Sie sich, ob es Rahmenvertragshändler gibt, die Angehörigen Ihrer Universität oder Ihrer Klinik Rabatte gewähren. Gibt es solche Rahmenvertragshändler, können Sie

über diese i. d. R. auch die benötigte Software preiswerter erwerben. Vergleichen Sie beim Kauf die Preise verschiedener Anbieter, die Differenzen können leicht für die Finanzierung Ihres Examensfestes ausreichen.

Achten Sie darauf, ob die Verkäufer einen kompetenten Eindruck machen, sich für die Beratung Zeit nehmen und überhaupt fragen, wofür Sie den Rechner benötigen. Mißtrauen Sie speziell beim Computerkauf »einmaligen« Angeboten; normalerweise bedeutet dies, daß Sie eine Woche nach Kauf keine technische Unterstützung mehr bekommen können. Ein seriöser Händler wird nach Ihren Wünschen fragen und Ihnen verschiedene Komponenten anbieten. Auf den Rechner sollte ein Jahr, auf den Bildschirm drei Jahre Garantie gegeben werden. Wenn Sie einen Drucker miterwerben, erkundigen Sie sich nach den Circa-Kosten pro gedruckter Seite.

Und wenn Sie Ihren ersten Rechner erworben haben: nehmen Sie sich Zeit zur Einarbeitung, planen Sie diese Zeit fest in Ihren Arbeitsplan ein. Als Faustregel können Sie davon ausgehen, daß Sie ungefähr die Hälfte der Zeit benötigen, die Sie für den Führerschein gebraucht haben. (Sollten Sie keinen Führerschein haben, wissen Sie nach Erlernen des Umgangs mit dem Computer, wie lange Sie dafür ungefähr brauchen werden...)

3.13.2 Texterstellung, Textbearbeitung, Ausdruck

Im Rahmen dieses Kapitels kann natürlich keine erschöpfende Einführung in die EDV-gestützte Text- bzw. Datenverarbeitung erfolgen, jedoch werden im folgenden ein paar Tips gegeben, die das doktoral-literale Leben vereinfachen können und sollen. Wir haben uns dabei am Textverarbeitungssystem »Word für Windows« der Fa. Microsoft orientiert. Da mittlerweile aber alle uns bekannten Programme, die unter Betriebssystem Windows (egal ob Windows 3.11, Windows 95 oder Windows NT) laufen, nicht nur ähnlich aussehen, sondern auch ganz ähnlich funktionieren, kann das Geschriebene ohne größere Probleme auch auf andere Programme, z.B. WordPerfect für Windows oder StarWriter übertragen werden. Die von Theodor W. Adorno und Max Horkheimer bereits 1942 beklagte Variation des Immergleichen – unter Windows ist sie endgültig Realität geworden.

Handbücher für die großen Marktbeherrscher unter den Programmen sind ab ca. 20,– DM zu bekommen. Gute, didaktisch durchdachte Handbücher sind allerdings noch eine Seltenheit und wesentlich teurer.

3.13.2.1 Texterstellung

Als erstes ein Wort zur eigentlichen Texterstellung. Rufen Sie das Programm auf. Dies geschieht in der Regel durch einen Doppelklick auf das entsprechende Symbol des Windows-Bildschirms. Sie bekommen einen leeren Eingabebildschirm, der an den Seiten von mehr oder weniger Schaltflächen und Hinweiszeilen begrenzt wird. Oben rechts, in der Zeile mit den Menüoptionen (Datei, Bearbeiten, ...) sehen Sie ganz rechts ein Fragezeichen. Klicken Sie dieses an, wird die sog. Online-Hilfe aufgerufen, die auch ein kleines Lernprogramm enthält. Sollte die Textverarbeitung per Computer für Sie Neuland sein, nehmen Sie sich die Zeit, und spielen Sie ein wenig mit dem Lernprogramm herum. Die hierbei »vertane« Zeit hat sich erfahrungsgemäß nach den ersten 25 geschriebenen Seiten amortisiert.

3.13.2.2 Formatvorlagen

Alle modernen Textverarbeitungsprogramme bieten eine Vielzahl an vorgefertigten Formaten für verschiedene Zwecke. Sie sollen Ihnen helfen, verschiedene Textelemente gestalterisch voneinander abzusetzen, also Überschriften fett und in einer größeren Type oder Zitate kleiner und beidseitig eingerückt. In »Word für Windows« finden Sie diese Formatvorlagen in der Format-Symbolleiste. Das ist diejenige, die auch die Schaltflächen für Fettdruck, Kursiv und ähnliches enthält. Normalerweise sehen Sie in dieser Leiste drei Auswahlfenster mit sog. Laufleisten. Sie erkennen sie an dem kleinen Dreieck, das nach unten gerichtet ist. Klicken Sie auf dieses, erscheinen verschiedene bereits definierte Formatvorlagen, z. B. Überschrift 1, Überschrift 2, Zitate usw. Wenn Sie nun eine dieser Formatvorlagen anwenden wollen, positionieren Sie einfach den Cursor irgendwo in den Absatz, um den es geht. Dann klicken Sie mit dem Mauszeiger auf die Laufleiste der Formatvorlagen und klicken dann nochmals auf den Namen der Vorlage, mit der Sie den Absatz formatieren möchten – fertig. Sollte Ihnen das Ergebnis nicht gefallen, wiederholen Sie den Vorgang mit einer anderen Vorlage, oder wählen Sie wieder »Standard«. Sollten Sie keine

Einige Grundlagen sollten Sie allerdings prinzipiell beachten:
- Schreiben Sie im Flattersatz. D. h. drücken Sie nur dann auf die Return-(=Enter-)Taste, wenn Sie einen Absatz machen wollen, und nicht an jedem Zeilenende.
- Machen Sie keine Einrückungen mit der Leertaste. Dazu gibt es Tabulatoren (die komische Taste mit den beiden Pfeilen, links oben) und die Funktion Absatz einrücken unter dem Menüpunkt »Format«. Wenn Sie per Leertaste einrücken, wird jede Änderung der Schriftart diese Einrückungen auf originellste Art und erfahrungsgemäß zu Ihrem Ärger verändern.
- Geben Sie bei der Erstellung des Textes noch keine Silbentrennzeichen ein. Warten Sie damit bis der Text zum Ausdrucken formatiert wird oder benutzen Sie die automatische Silbentrennung unter dem Menüpunkt »Extras«. Von Hand eingefügte Trennzeichen bleiben nämlich erhalten, auch wenn Sie durch Einfügen einer Korrektur den Zeilenumbruch verändern.
- Schaffen Sie Leerräume für später evtl. einzuklebende Abbildungen nicht durch das Einfügen einer geschätzten Anzahl von Returns. Fügen Sie an der entsprechenden Stelle einen Positionsrahmen ein. Sie finden ihn unter dem Menüpunkt »Einfügen«. Es wird dadurch ein kleines Hilfsprogramm gestartet, mit dem Sie den Rahmen erst einmal erstellen können. Danach können Sie ihn durch Anklicken markieren und dann über den Menüpunkt »Format« millimetergenau positionieren.
- Alle modernen Textverarbeitungsprogramme bieten die Option des automatischen Speicherns an. Sie finden sie unter dem Menüpunkt »Datei«–»Speichern«–»Optionen«. Stellen Sie dort einen angemessenen Wert ein. Je schneller Sie schreiben können, desto kürzer würden wir die Intervalle empfehlen.
- Legen Sie für jedes Kapitel Ihrer Arbeit eine eigene Datei an. Sie vermeiden damit das Arbeiten mit unüberschaubar großen Dateien, die lediglich den Arbeitsspeicher des Computers »ausbremsen«. Führen Sie die einzelnen Dateien, wenn überhaupt nötig, erst zum Ausdrucken in eine große Datei zusammen.
- Geben Sie den Dateien sinnvolle Namen. Bewährt hat sich bei Dissertationen die nach wie vor pragmatischste Lösung mit den Namen Kapitel 1, Kapitel 2 usw.
- Lesen Sie nicht am Bildschirm Korrektur. Die Erfahrung zeigt, daß am Bildschirm wesentlich mehr Fehler übersehen werden als bei einem Ausdruck.

Vorlagen finden, die Ihnen gefallen, versuchen Sie ruhig einmal, selbst welche zu definieren. Das Hilfsprogramm bietet dazu sog. Assistenten an. Dies sind kleine interaktive Programme, die Sie Schritt für Schritt durch die nötigen Befehle führen.
Viele Programme bieten ganze Pakete von Formatvorlagen für bestimmte Publikationstypen an. Sie finden diese unter dem Menüpunkt »Datei« – »Neu« – »Publikation« – »Dissertation« (bei älteren Versionen des Programms schlicht »Dissert«). Durch die Auswahl dieser Dokumentvorlage wird eine ganze Reihe von mehr oder weniger nützlichen, aber auf jeden Fall ausreichend vielen Formatvorlagen aktiviert.

3.13.2.3 Grafiken einbinden

In den meisten medizinischen Dissertationen finden sich Tabellen, Diagramme, Bilder oder gar Fotos. Wenn diese Abbildungen – denn das sind sie alle – Teil des Textes sind, können Sie sie bereits bei der Texterstellung einbinden. Voraussetzung ist natürlich, daß diese Abbildungen in digitaler Form vorliegen, also auf Ihrem Computer vorhanden sind. Wenn dies der Fall ist, können Sie die Abbildungen einfach über den Menüpunkt »Einfügen« – »Grafik« in den Text einbinden. Dabei sollten Sie darauf achten, daß Abbildungen manchmal sehr viel Speicherplatz benötigen. Bedenken Sie also, daß Ihre Dateien sehr groß werden könnten und dann evtl. nicht mehr auf Disketten, sondern auf einem anderen Speichermedium gespeichert werden müssen. Wenn Ihre Arbeit so umfangreich ist, daß Sie die einzelnen Dateien nicht mehr auf eine Diskette bekommen, fragen Sie eine EDV-kundige Person in Ihrem Umfeld, welche Möglichkeiten es an Ihrer Klinik/Ihrer Universität gibt, die Daten transportabel zu machen (z. B. auf CD-ROM brennen, auf ein DAT-Band oder ein optisches Laufwerk). Dabei sollten Sie auch daran denken, welche Druckerei die Arbeit evtl. drucken wird und welche Speichermedien diese verarbeitet.

3.13.2.4 Ausdruck

Bevor Sie Ihre fertige Arbeit ausdrucken, sollten Sie sie formatieren, also ihr dasjenige Layout geben, das Sie als adäquat betrachten. Achten Sie hierbei auf spezifische Vorgaben seitens der Universität und/oder Ihres Doktorvaters. Wenn Sie den Ausdruck selbst machen und diesen dann einer Druckerei zur weiteren Verarbeitung und Bindung geben, sollten Sie beachten:

- Wird die Arbeit 1:1 reproduziert oder wird sie verkleinert? Wenn sie verkleinert wird, könnten vielleicht einzelne Abbildungen zu klein werden, diese müßten dann vorab vergrößert werden.
- Wenn die Arbeit gedruckt, also nicht bloß fotokopiert wird, könnte ein Laserausdruck mit 600 dpi Auflösung Linien in Tabellen und Diagrammen zu fein werden lassen. Fragen Sie die Druckerei vorher, in welcher Auflösung diese Abbildungen ausgedruckt werden sollen. Oder lassen Sie den Ausdruck von der entsprechenden Druckerei anfertigen, sollte dies preiswert möglich sein.
- Die Schriften sind vom verwendeten Drucker abhängig. Es könnte also sein, daß Sie Ihre Arbeit mit einem Druckertreiber formatiert haben, sie dann mit einem anderen Drucker ausdrucken – und plötzlich stimmen die Seitenumbrüche nicht mehr. Also kontrollieren Sie die Seitenumbrüche nochmals vor dem endgültigen Ausdruck, falls dieser auf einem anderen Drucker erfolgt. Sollten Sie den Druck an eine Druckerei geben, können Sie den Ausdruck in eine Datei »umleiten«. Das bedeutet, daß der Computer eine sog. Postscript-Datei anlegt, die dann unabhängig vom weiterhin verwendeten Drucker ist. Postscript-Dateien können Sie allerdings nicht mehr mit normalen Textverarbeitungsprogrammen bearbeiten. Wollen Sie dann noch Korrekturen einfügen, müssen Sie diese in die ursprüngliche Datei schreiben und diese dann wieder erneut als Postscript-Datei speichern.

3.13.3 Tabellenkalkulation (Excel für Anfänger)

Auch bei der Tabellenkalkulation wird exemplarisch das Produkt aus dem Hause Microsoft besprochen, da es die größte Verbreitung findet. Allerdings sei darauf hingewiesen, daß es mittlerweile auch andere und vor allem kostenlose Programme für Windows gibt, die teilweise einen geringeren Funktionsumfang bieten. Für weitere Informationen fragen Sie am besten einen EDV-kundigen aus Ihrem Umfeld oder an Ihrer Hochschule.
Für MS Excel© gelten grundlegend die meisten Informationen, die auch im Kapitel über Winword bereits erwähnt wurden. Das Programm ist äußerlich gleich aufgebaut. Besonderheiten sind die Bearbeitungsleiste, das Tabellenblatt und die Registratur unterhalb des Tabellenblattes.
In der Bearbeitungsleiste steht im langen weißen Feld der Zell-

wert oder die Formel der aktuellen Zelle, hier kann man Formeln, Werte und Texte zu ändern (mehr dazu später). Über die Registratur unten kann zwischen einzelnen Tabellenblättern umgeschaltet werden. Dies ist ganz nützlich, denn so lassen sich bestimmte Bereiche schon beim Eingeben übersichtlich trennen. Patienten und Probanden sollten jeweils eine eigene Tabelle bekommen.
Sehr hilfreich ist die Funktion »Autoausfüllen«, wenn sich Bezeichnungen wiederholen, z. B. 1 bis x, Wochentage usw. Es muß nur der entsprechende Bereich markiert werden. Mit der linken Maustaste auf den unteren rechten Punkt der Markierung gehen und ziehen.
Um es vorwegzunehmen: Bevor man in Excel überhaupt anfängt, einfach wild darauf lostippt und Werte eingibt, sollte man (als Anfänger) zuerst einmal ein wenig damit spielen, um eine Übersicht zu bekommen. Dies hilft später ungemein zu verstehen, die Eingabe von Daten nach den Kriterien »Was ist mein Ziel?« und »Was will ich nachher sauber zusammengeschrieben dastehen haben?« zu planen. Es ist auch keine Schande, hierbei zuerst einmal zu Papier und Bleistift zu greifen. Nichts ist schlimmer, als später Hunderte von Werten umsortieren und verschieben zu müssen, nur weil man nicht zum gewünschten Ziel kommt.
Jetzt wären wir schon mitten bei der Eingabe ins Tabellenblatt.

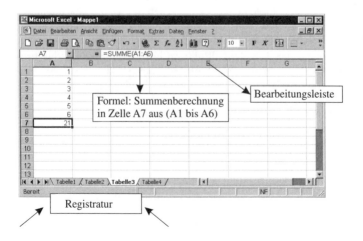

Jedes einzelne Eingabefeld nennt man Zelle, in die man entweder Werte (Zahlen), Text oder Formeln schreiben kann. Neben der Summen-Formel (auch Summenfunktion genannt), seien noch folgende Funktionen erwähnt, die man unter »Einfügen«, »Funktion« unter vielen anderen finden kann: Mittelwert, Stabw für die Standardabweichung und Ttest für den Student'schen Ttest. Dadurch, daß es immer kurze Erklärungen zu den Funktionen gibt, kann man beim Durchklicken wieder viel lernen. Für diejenigen, die Formeln von Hand eingeben wollen, hier eine kurze Erläuterung: eine Formel beginnt immer mit einem '=' (Ist Gleich). Diesem folgt der Funktionsname z.b. MITTELWERT, einer '(' (Klammer auf), den entsprechenden Zellbezeichnungen und einer Klammer zu ')'. Als Beispiel der Mittelwert der Zellen A1 bis A6 und der Zelle A8 würde dann so lauten: =MITTELWERT (A1:A6;A8). A1, A6, aber auch IV65536 nennt man Zellbezeichnungen. Sie setzen sich zusammen aus dem Namen der Spalte: A, .., IV und der Zahl der Zeile 1..65536 (ohne Leerzeichen dazwischen!). Mit der Formel =B5 kann man in die aktuelle Zelle (z. B. D10) den Inhalt der Zelle B5 übernehmen. Wird anschließend der Wert der Zelle B5 geändert, dann ändert sich der Wert der Zelle D10 automatisch mit. Auf ein anderes Datenblatt geht dies auch mit =Tabelle1!B5.

Ein Wort zur Registratur, die sich unten am Datenblatt befindet. Diese Bezeichnungen lassen sich für den eigenen Bedarf ändern, indem man mit der rechten Maus auf das Register klickt und die Möglichkeit »umbenennen« wählt.

In der Regel funktioniert das Formatieren (fett, kursiv, Schriftart, -farbe usw.) wie im entsprechenden Schreibprogramm. Beim Kopieren gibt es jedoch mehrere sich unterscheidende Möglichkeiten: 1. Das normale Kopieren und an anderer Stelle einfügen wie bei der Textverarbeitung. 2. Das Kopieren und »Inhalte einfügen«. Hier kann man z. B. nur die reinen Werte kopieren. Dies ist dann von Nutzen, wenn man seine Zusammenhänge (Bezüge) zum Original lösen möchte, um verschiedener Lösungswege auszuprobieren, ohne sein Original zu zerstören. Hinweis: Die Möglichkeit, mehrere Aktionen »rückgängig« zu machen, besteht erst ab Version Excel2000; vorher war nur der letzte Schritt zu revidieren.

Das letzte Feature, auf das eingegangen werden soll, ist der »Diagramm-Assistent«. Dies ist eine Hilfestellung, die es einem erleichtern soll, aus den bestehenden Daten schöne Diagramme zu erstellen. Hierbei führt das Programm Schritt für Schritt durch kleine Menüs, in denen man seine Einstellungen vornehmen kann. Manchmal bekommt man leider nicht das ideale Diagramm, welches man gerne hätte. Auch hier hilft im Nachhinein nur Handarbeit mit Optionen am fertigen Diagramm. Am besten macht man sich zuerst mal eine Testtabelle mit überschaubaren Daten (z. B. monatliche Ausgaben und Einnahmen) und versucht daran seine ersten Schritte in der Gestaltung (Formatierung) und Diagrammerstellung. Dazu sollte man auch einfach mal mit einem Testdiagramm ein wenig spielen, um die feinen Kniffe und Tricks zu erlernen. Sie werden verstehen, daß ein Programm mit ca. 50 MB Umfang nicht in 1–2 Seiten dieses Büchleins abgehandelt wird. Darum der Tipp: es gibt bestimmt für jedes Kalkulationsprogramm Handbücher von 15,- bis 150,- DM (7,67 € bis 67,70 €): Hier ist darauf zu achten, ob das Buch für Sie persönlich verständlich geschrieben ist und Ihre Fragen (z. B. Zellbezüge oder Pivottabellen) schnell und verständlich beantwortet. Sie wollen nicht Informatik studieren, sondern ein Programm benutzen.

Das allerwichtigste was man beachten sollte aber ist: sehr viel Zeit einplanen!!!

4. Spezielle Hinweise zu einzelnen Arbeitsgebieten

Der Anfänger bedenkt häufig nicht, daß für bestimmte Arbeitsgebiete neben speziellen Kenntnissen auch eine besondere Einübung notwendig ist. Wenn man einen technischen Vorgang verstanden hat, ist noch nicht gesagt, daß man ihn auch beherrscht. Ohne entsprechende Übung kann keiner – auch nach optimaler theoretischer Einführung – eine Parade-Riposte so durchführen wie Alexander Pusch.
Weil die Begriffe »üben« bzw. »Übung« durch das heutige Schulsystem in die Richtung des Exerzierens abgedrängt wurden, ist es sicherlich angebracht, das Wort Routine zu benutzen. Man sollte sich also bei problematischen Methoden ausreichende Routine aneignen.
Da die Autoren dieses Buches ihre Grundausbildung in der Naturwissenschaftlichen Fakultät erhielten, sind besondere Erfahrungen auf diesem Gebiet naheliegend. Inzwischen arbeiten sie aber schon lange in der Medizinischen Fakultät und haben ihre Erfahrungen gesammelt mit der Gewinnung »biologischer Proben« im Bereich der klinischen Medizin.
Bei der Probengewinnung treten eigentlich die meisten methodischen Schwierigkeiten auf. Dabei sind Begriffe wie Austrocknung, Kontamination, Alterung, zircadiane Rhythmen, Geschlechtsunterschied, postmortale Veränderungen usw. den meisten geläufig. Bei der praktischen Tätigkeit werden sie häufig nicht berücksichtigt.

4.1 Biochemische und klinisch chemische Arbeiten

Hier beginnen die Probleme meist schon beim Pipettieren oder beim Wägen von Milligramm-Mengen. Lassen Sie sich diese Tätigkeiten mehrfach zeigen und erklären, am besten vom technischen Assistenten. Das ist auch für einen Medizinstudenten keine Schande.

Das Pipettieren erscheint heute so einfach, weil statt der Glaspipetten fast nur noch Kolbenhubpipetten (Eppendorf, Pipetman etc.) benutzt werden. Aber auch der Umgang mit diesen Geräten will gekonnt sein. Dabei ist die Reproduzierbarkeit meist hervorragend, aber die absoluten Mengen können deutliche Abweichungen aufweisen. Wenn z. B. die 100-ml-Pipette 5 ml zu wenig dosiert und die 500-ml-Pipette 10 ml zuviel, dann stimmt die Verdünnungsreihe nicht, die Sie damit ansetzen. Also entweder man überprüft die entsprechenden Mengen exakt, möglichst photometrisch mit NAD, oder man überlegt, wie man eine Verdünnungsreihe mit ein und derselben Pipette durchführen kann.

Ein ganz gravierender Fehler ist es, die Kolbenhubpipetten hinzulegen. Dabei kann Flüssigkeit aus der Pipettenspitze in die Kolbenhubmechanik fließen. Dadurch werden diese Pipetten verunreinigt und arbeiten ungenau.

Auch ein Photometer kann nicht exakt messen, wenn sich auf der Außenseite der Küvette Tropfen befinden, in der Lösung Fusseln schwimmen oder an der Wand sich Bläschen gebildet haben. Eine eingearbeitete MTA überprüft das schon routinemäßig. Der Doktorand muß aber ständig an solche Fehlerquellen denken, um sie zu vermeiden.

Besonders beachten sollte man immer alle möglichen Veränderungen bei biologischen Proben wie Vollblut, Serum, Liquor cerebrospinalis und anderen Körperflüssigkeiten, wie insbesondere Gelenkflüssigkeit, Kammerwasser oder Innenohrflüssigkeiten. Jeder kennt die Unterschiede zwischen venösem und kapillarem Blut. Deshalb sollte die Probengewinnung möglichst einheitlich sein. Auch bei chemischen Analysen von Geweben oder Zellsuspensionen muß das bedacht werden.

Als Hauptproblem erweist sich immer wieder die Veränderung durch die Lagerung. Selbst bei namhaften Autoren kommt es vor, daß sie Laktat und Pyruvat im Vollblut bestimmen, dessen Lagerung ihnen nicht bekannt war. Hier hätte sofort eine Addition von Perchlorat den Metabolismus der Erythrozyten unterbrechen müssen. Oder der Hämoglobingehalt wird durch Pipettieren aus Reagenzröhrchen bestimmt, in denen das Blut wer weiß wie lange gestanden hat. Der Student sollte spätestens bei zu niedrigen Werten merken, daß er vergessen hat, das Blut vor dem Pipettieren erneut zu mischen.

Hier wurden bewußt einige simple Fehler beschrieben, um klarzustellen, welche Fehler einem unterlaufen können. Es empfiehlt sich deshalb, die Meßwerte regelmäßig zu überprüfen und Zwischenauswertungen durchzuführen. Dabei hilft dem im Lesen von Zahlengruppen noch ungeübten Anfänger das Abtragen der Werte auf einem einfachen Zahlenstrahl. Wenn mehr als eine Häufung auftritt oder die Verteilung nicht symmetrisch ist, liegt der Verdacht auf einen systematischen Fehler sehr nahe.

Die Probenaufbewahrung birgt immer wieder Fehlerquellen, weshalb noch einmal darauf eingegangen werden soll. Für jede zu bestimmende Substanz muß genau überlegt werden, ob sich durch Lagerung der Probe Veränderungen der Konzentration ergeben können. Das gilt sowohl für Substanzen, die metabolisiert werden können, als auch insbesondere für Enzyme. Vor allem bei Enzymen gibt es solche, deren Aktivität sehr schnell abnimmt. Hier kann nicht aufgeführt werden, welche Substanzen welche Stabilität haben. Das steht in entsprechenden Handbüchern.

Ein weiteres Problem bei der Lagerung biologischer Proben ist der Wasserverlust durch Verdunstung. Bei größeren Proben (über 1 ml Flüssigkeit oder über 1 cm^3 Gewebe) ist dies nicht so kritisch. Man muß aber beachten, daß besonders im Tiefkühlschrank die relative Luftfeuchtigkeit sehr gering und die Verdunstung erheblich ist. Man sollte nicht glauben, wie viele Studenten meinen, im gefrorenen Zustand trete keine Verdunstung auf, obwohl ihnen der Begriff und die Technik des Gefriertrocknens bekannt ist. Absoluter Verdunstungsschutz ist notwendig. Für kleine Gewebeproben (20–100 mm^3) in größeren Gefäßen (1–10 ml) empfiehlt es sich, vorher einen Teil eines mit Ringerlösung oder PBS (Physiologische gepufferte Salzlösung) getränkten Zellstofftupfers in dem Gefäß zu frieren. Dies ergibt eine gute Wasserdampfsättigung im ganzen Gefäß und verringert das Austrocknen der Probe erheblich. Ein ähnliches Problem tritt bei

Aufbewahrung von kleinen Flüssigkeitsmengen (1–50 µl) in kleinen verschlossenen Plastikbehältern im Kühlschrank auf. Der Wasseranteil verdunstet teilweise oder komplett und schlägt sich fast unsichtbar an den Gefäßwänden nieder. Mengen von 5– 20 µl können so in wenigen Tagen »verschwinden«. Eine exakte Rekonstitution des ursprünglichen Volumens ist wegen der Wassermenge an der Wand fast unmöglich.

Alle Werte stets an frisch gewonnenen Proben zu messen, ist in den meisten Fällen nicht durchführbar oder wegen des technischen Aufwandes bei der Bestimmung nicht wünschenswert. Es empfiehlt sich deshalb, als »interne Standards« für jede Probenserie Lösungen mit bekannter Konzentration gleichzeitig mit den biologischen Proben in gleichem Volumen zu pipettieren und dann später mit der Stichprobe zusammen in gleicher Technik zu analysieren. Exakte interne Eichkurven ermöglichen die genaue Berechnung der unbekannten Proben auch bei systematischen Abweichungen des gesamten Probenumfangs. Es sollten jeweils drei Proben von drei verschiedenen Verdünnungen der zu analysierenden Substanz als interne Standards vorbereitet werden. Dabei sollten die Konzentrationen der Standards den Konzentrationsbereich der biologischen Proben einigermaßen abdecken. Sehr weitgehende Extrapolationen bergen große Fehlerquellen.

Auf die verschiedenen Techniken, die heute in vielen Labors angewandt werden, soll hier nicht eingegangen werden. Die Trennverfahren wie HPLC (High performance liquid chromatographie), Ionen-Austauscher-Chromatographie, Gelfiltration, Dünnschichtchromatographie, Acetat-Folien-Elektrophorese, Gelelektrophorese, Disc-Elektrophorese und die verschiedenen Methoden der Immunelektrophorese sind in den entsprechenden Handbüchern einschließlich der Fehlerquellen sehr gut beschrieben.

4.2 Molekularbiologie
(von Markus Schwab)

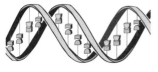

Von Molekularbiologen existiert vielleicht in manchen Köpfen das Bild des Magiers, der alle Möglichkeiten hat und dem methodisch keine Grenzen gesetzt sind. Um dieses »Vorurteil« abzubauen, muß gesagt werden, daß die Molekularbiologie auch nur ein Handwerk ist, das erlernt werden kann. Trotzdem möchte ich vor zu illusorischen und euphorischen Vorstellungen warnen. Molekularbiologische Methoden haben ebenso wie biochemische oder immunologische ihre Einschränkungen. Die molekularbiologische Arbeitsweise ist nicht die »allein seligmachende«, sondern die Kombination verschiedener Methoden, jeweils angepaßt an die Fragestellung, bringt die am besten abgesicherten Ergebnisse.

Die Molekularbiologie hat in der Medizin starke Verbreitung gefunden, nachdem es möglich wurde, Gene auf relativ einfache Weise zu klonieren (identische Kopien herstellen) und zu sequenzieren (Abfolge der Basen bestimmen). Die Einführung der Polymerasekettenreaktion (PCR), mit der DNA-Fragmente schnell und effizient amplifiziert (vervielfältigt) werden können, stellte einen weiteren Meilenstein in der Entwicklung gentechnologischer Methoden dar. Abgesehen von der Anwendung molekularbiologischer Methoden in der medizinisch orientierten Grundlagenforschung wird wohl in Zukunft die Molekularbiologie in der Diagnose und Charakterisierung von genetisch bedingten Erkrankungen, bzw. Prädispositionen für bestimmte Tumore eine bedeutende Rolle spielen. Schließlich dürfte sie in der Gentherapie ihre medizinische Anwendung finden. Erste Ansätze in der Gentherapie wurden inzwischen unternommen. Auch wenn der Erfolg bisher eher bescheiden war, dürften erhebliche Fortschritte erzielt werden. Es ist zu erwarten, daß einige Bereiche der Medizin in Zukunft noch mehr als jetzt schon von molekularbiologischen Methoden geprägt werden dürften. Sowohl in der Diagnose als auch in der Therapie werden molekularbiologische Methoden in einigen Jahren zur Routine gehören, wie heute z. B. die Bestimmung der Blutwerte mit biochemischen Analysen.

Wer sich für eine molekularbiologisch orientierte Doktorarbeit interessiert, sollte sich darüber im klaren sein, daß nicht unbedingt schnelle Ergebnisse zu erwarten sind. Trotz der erheblichen Vereinfachung und dem Hinzukommen neuer Methoden in den letzten Jahren kann sich die experimentelle Arbeit in die Länge ziehen. Unvorhergesehene Schwierigkeiten können immer auftreten, doch um böse Überraschungen weitgehend zu vermeiden, sollte man schon bei der Auswahl der Arbeitsgruppe die folgende Frage an das zukünftige Labor stellen.

Sind die molekularbiologischen Methoden, die zur Anwendung kommen sollen, im Labor etabliert? Wobei mit etabliert gemeint ist, ob die Methoden routinemäßig angewandt werden. Wenn im Labor schon irgend jemand eine Methode irgendwann einmal angewandt hat, heißt das noch lange nicht, daß die Methode etabliert ist. Dies läßt sich am einfachsten anhand der Checkliste auf S. 35 abklären.

Wenn man die Kataloge der Biotechnologie-Firmen anschaut, gewinnt man den Eindruck, Molekularbiologie sei einfach. In gewisser Weise trifft das auch zu. Es gibt, angefangen von Oligonukleotiden, über kits für In-vitro-Transkription oder Translation, Plasmidpräparation, DNA-Sequenzierung bis hin zu cDNA-Bibliotheken fast alles als Baukästen zu kaufen, fast so einfach wie ein Chemiekasten für die Mittelstufe. Hier werden alle benötigten Puffer, Enzyme und Reagenzien zusammen mit einer detaillierten Gebrauchsanweisung mitgeliefert. In der Mehrzahl sind die Produkte wirklich gut, und wer strikt nach der Anleitung vorgeht, kann fast nichts falsch machen. Doch ganz so einfach liegen die Dinge doch nicht. Ein gewisses theoretisches und praktisches Grundverständnis für die Methoden sollte vorhanden sein. Zum einen, um Fehler zu vermeiden, zum anderen, um auftretende Probleme in den Griff zu bekommen und die Produkte voll ausnutzen zu können. Zu den Hauptschwierigkeiten der Molekularbiologie gehört, daß die Arbeitsweise sehr abstrakt ist. Man hat es mit einer Vielzahl von Arbeitsschritten und Reagenzien zu tun, die oberflächlich betrachtet alle gleich aussehen. Es ist wichtig, sich theoretisch mit den Methoden und den Vorgängen im Reagenzgefäß Punkt für Punkt auseinanderzusetzen, um nicht den Überblick zu verlieren. Dies ist auch schon so manchem Naturwissenschaftler passiert.

Für die Molekularbiologie gilt es im Prinzip dieselben Regeln zu beachten, die auch für biochemische oder immunologische Arbeitsweisen gelten. Zunächst soll noch einmal das Pipettieren erwähnt werden. Da man als Molekularbiologe oft mit kleinen Volumina von 0,2 bis 10 µl arbeitet, ist es extrem wichtig, richtig zu pipettieren. Erfahrungsgemäß treten bei sehr kleinen Volumina ($< 0,5$ µl) die höchsten prozentualen Fehler der Kolbenhubpipetten auf. Schon allein wenn eine Pipettenspitze zweimal verwendet wird, kann das Volumen beim zweiten Pipettiervorgang über 50 % mehr als beim ersten Mal sein. Verursacht wird dies durch eine geringere Oberflächenspannung in der Pipettenspitze, da diese zuvor schon einmal benetzt war.

Dieses Problem macht sich bei größeren Volumina nicht bemerkbar.

Enzyme (Restriktionsendonukleasen, DNA- oder RNA-Polymerasen) werden meistens mit versetzt 50 % Glyzerin geliefert. Da diese Enzyme bei –20 °C gelagert werden, verhindert das Glyzerin das Einfrieren. Wiederholtes Auftauen und wieder Einfrieren würde der Aktivität schaden. Man sollte wissen, daß hier besonders vorsichtig pipettiert werden muß. Durch die geringere Oberflächenspannung des Glyzerin-Wasser-Gemisches zieht die Pipette mehr auf. Auch hier wird der prozentuale Fehler bei kleiner werdenden Volumina größer. In Restriktionsverdaus (schneiden von DNA an spezifischen Sequenzen) ist zwar die größere Menge an Enzym nicht schädlich, doch eine zu hohe Glyzerinkonzentration kann z. B. bei der Restriktionsendonuklease Eco RI zur sogenannten Sternaktivität führen. Normalerweise erkennt dieses Enzym ein spezifisches Motiv von 6 Basen und schneidet dort. Bei zu hoher Glyzerinkonzentration werden für die Erkennung des Motivs nur noch die vier mittleren Basen benötigt. Statistisch gesehen ist dieses 4-Basenmotiv häufiger auf einem DNA-Strang zu finden als die ursprüngliche sechs Basen umfassende Sequenz. Somit schneidet diese Endonuklease häufiger als erwartet. Um dies zu vermeiden, sollte dem Reaktionsansatz höchstens 10 % Glyzerin enthaltene Enzyme zugegeben werden. Für einen 20-µl-Ansatz bedeutet dies maximal 2 ml Enzym, wobei in Doppelverdaus mit zwei Enzymen dieses Volumen für beide Enzyme zusammen gilt.

Gerade auch bei sehr sensitiven Methoden wie der PCR, mit der sich kleinste DNA-Mengen vervielfältigen und nachweisen lassen, können Volumenfehler dramatische Effekte haben. Für präparative Zwecke, wo man darauf bedacht ist, möglichst große Mengen an DNA zu produzieren, spielt das keine bedeutende Rolle. Doch bei Anwendungen, in der die Reaktionen quantifiziert werden sollen, macht es einen großen Unterschied, ob ein µl mehr oder weniger der Template-DNA im Reaktionsansatz vorhanden ist. Ein Beispiel hierfür wäre die RT (Reserve Transkription)-PCR, die zur Bestimmung von Genaktivitäten eingesetzt werden kann.

Eine andere Stolperfalle bei der PCR ist die Verunreinigung von Lösungen. Die Kontamination einer Lösung mit ein paar Molekülen einer Fremd-DNA kann ausreichend sein, um später auf dem Gel Banden zu sehen, die nicht interpretierbar sind. Dieses Problem kann eingeschränkt werden, indem man alle Komponenten des Reaktionsansatzes, außer der Template-DNA, in einer »black box« pipettiert. Es ist auch ratsam, hierfür einen extra Pipettensatz zu verwenden, mit dem keine DNA pipettiert wird. Die »black box« sollte mit einer UV-Leuchte ausgestattet sein, um die Lösungen bestrahlen zu können. Eventuell vorhandene DNAs werden somit kleingehackt und das Risiko einer Kontamination verringert. Das Template wird dann später an einem anderen Arbeitsplatz zugegeben.

Noch wichtiger als bei allen anderen Methoden ist es, bei der PCR die Kontrollen nicht zu vergessen. Sinnvoll ist es, zusätzlich zu einer Positivkontrolle auch immer eine Wasserkontrolle mitzumachen, d. h. anstatt eines DNA-Templates wird Wasser in den Reaktionsansatz gegeben. Hier darf dann auf dem Gel keine Bande zu sehen sein. Ist dies jedoch der Fall, so ist eine der Lösungen verunreinigt. Es gibt zwei Möglichkeiten, die Verunreinigung wieder los zu werden. Entweder man macht lange Testreihen um die kontaminierte Lösung zu finden und dann auszutauschen, oder man wirft alle Lösungen weg und setzt sie neu an, was schneller und auch nicht wesentlich teurer ist.

Noch ein Wort zu Arbeiten mit RNA (RNA-Isolierung, In-situ-Hybridisierung, In-vitro-Transkription und Translation, PT-PCR). Ribonukleinsäuren sind verglichen mit Desoxyribonukleinsäuren weniger stabil. Doch dies ist nicht das Hauptproblem. Vielmehr Schwierigkeiten machen RNA-spaltende Enzyme, sogenannte RNasen. Diese kommen überall vor und sind fast nicht kaputt zu kriegen. Nicht einmal durch Erhitzen auf 90 °C lassen sie sich inaktivieren. RNasen sind in der Lage, RNA innerhalb von kürzester Zeit in kleine Stücke zu zerlegen. Deshalb: Vorsicht! Zu den Sicherheitsmaßnahmen gehören z. B., bei der Arbeit Handschuhe zu tragen, alle Puffer und Lösungen vorher zu autoklavieren und das Wasser mit Diethylpyrocarbonat (DEPC) zu behandeln, was Radikale bildet, die vorhandene RNasen oxidieren. In vielen Labors werden Glaswaren, die mit RNA in Kontakt kommen, bei 280 °C für mindestens 3 Stunden »gebacken«, und Reaktionsgefäße sowie Pipettenspitzen werden vor Gebrauch autoklaviert. Doch das Autoklavieren ist umstritten. Viele Autoklaven sind nicht allzu sauber, und während des Autoklaviervorgangs verschmutzen die Plastikwaren. Da die Reaktionsgefäße und Pipettenspitzen der meisten Hersteller sehr sauber sind, können diese ohne Bedenken auch ohne Vorbehandlung für Arbeiten mit RNA verwendet werden. Inzwischen verzichten mehr und mehr Molekularbiologen auf das Autoklavieren von Plastikwaren und machen damit gute Erfahrungen. Doch ein paar Grundregeln sollten dabei beachtet werden. Die Gefäße sollten nicht mit der bloßen Hand aus der Tüte oder dem Karton genommen werden (Handschuhe!). Möglichst eine frische Packung verwenden, vor allem keine länger offen oder vielleicht sogar verstaubten Packungen für Arbeiten mit RNA verwenden. Und wenn's mal nicht klappen sollte, im Hinterkopf behalten, daß das Pro-

---

Glossar (Erläuterung der im Text verwendeten Fachbegriffe):
cDNA: Complementary deoxyribonucleic acid, wird durch reverse Transkription aus messenger RNA hergestellt.
cDNA-Bibliothek: cDNA-Fragmente, die die Komplexität der mRNA von best. Zellen entsprechen, integriert in das Genom des Bakteriophagen l.
DNA: Deoxyribonucleic acid
DNA- bzw. RNA-Polymerase: Enzyme, die einen Komplementärstrang zu einzelsträngiger DNA synthetisieren, bzw. DNA in RNA-Stränge überschreiben.
DNA-Sequenzierung: Bestimmung der Abfolge der Nukleotide eines DNA-Stranges.
DNA-template: DNA-Molekül, das als »Kopiervorlage« eingesetzt wird.
In-situ-Hybridisierung: Nachweis von RNA-Molekülen im Gewebe durch Hybridisierung mit komplementären RNA-Fragmenten.
In-vitro-Transkription: Überschreiben von DNA in messenger RNA im Reagenzgefäß.
In-vitro-Translation: Übersetzen der mRNA in Polypeptidketten im Reagenzgefäß.
Oligonukleotide: DNA-Sequenzen, die wenige Nukleotide umfassen (< 50).
PCR: Polymerase chain reaction, empfindliche Methode zum Nachweis und zur Vervielfältigung von DNA.Plasmidpräparation: Isolierung von ringförmigen DNA-Molekülen aus Bakterien.
Restriktionsendonukleasen: Enzyme, die spezifische Sequenzen auf DNA-Molekülen erkennen und dort schneiden.
RNA: Ribonucleic Acid
RNasen: RNA-spaltende Enzyme

dukt eines bestimmten Herstellers vielleicht doch nicht frei von RNase war.

Die Molekularbiologie ist sehr umfangreich, deshalb kann hier nicht näher auf die Möglichkeiten und die Tücken bestimmter Methoden eingegangen werden. Hierzu gibt es umfangreiche Bücher zu jeder einzelnen Methode. Eine empfehlenswerte Lektüre für Anfänger und Fortgeschrittene ist das dreibändige Werk »Molecular Cloning – A Laboratory Manual« von Sambrook, Fritsch und Maniatis, erschienen bei Cold Spring Harbor Laboratory Press. Hier ist eine Vielzahl von molekularbiologischen Methoden beschrieben. Die Bücher beschränken sich nicht nur auf Rezepte, sondern es wird auch darauf eingegangen, warum etwas gemacht wird. Leider ist das Werk nicht mehr ganz auf dem aktuellsten Stand, deshalb empfiehlt es sich, für bestimmte Methoden nach neueren Alternativen zu suchen. Vielfach wurden die Methoden in der Zwischenzeit vereinfacht.

4.3 Histochemie

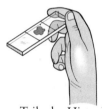

Histochemische Methoden lassen sich grob einteilen in Nachweise von Grundsubstanzen am fixierten Gewebe, Bestimmung von Enzymaktivitäten am Gefrierschnitt und Immunhistochemie. Die üblichen histologischen Techniken sollten im Teil 4.4 beschrieben werden. Dazu gehören auch wesentliche Teile der Histochemie von Grundsubstanzen. Dabei ist Vorsicht geboten, wenn Fette oder Lipoide nachgewiesen werden sollen. Die üblichen Fixierungsmittel (Formol, Bouin, Paraformaldehyd, Glutaraldehyd etc.) fixieren (d. h. denaturieren, unlöslich machen) Proteine, Glykoproteine und teilweise Saccharide aber nicht alle Fette und Lipoide oder andere ähnliche Substanzen wie Cholesterin. Für diese Stoffgruppe sind Gefrierschnitte angebracht, wenn spezifische histochemische Nachweise geführt werden sollen. Osmiumsäure (OsO_4) fixiert zwar Fette und Lipoide, »färbt« sie aber gleichzeitig schwarz.

Bei Enzymhistochemie und Immunhistochemie sollte möglichst grundsätzlich mit frisch gefrorenem Gewebe und der Gefrierschnittmethode am Kryotom gearbeitet werden. Die dafür zur

Gewebevorbereitung und beim Schneiden zu beachtenden Details werden im Teil 4.4 besprochen.

4.3.1 Enzymhistochemie

Die Enzymhistochemie beschäftigt sich mit allen Enzymen, bei denen durch eine einstufige Reaktion aus einem farblosen gelösten Substrat ein farbiges unlösliches Pigment gebildet wird. Es sind also nicht alle Enzyme enzymhistochemisch nachweisbar. Besonders wenn zweistufige Reaktionen, die in der Biochemie häufig sind, in der Histochemie benutzt werden sollen, tritt das Problem auf, das Hilfsenzym in ausreichender Konzentration in die Zelle zu bringen. Da man Topochemie betreiben will, soll die Zellmembran möglichst gut erhalten bleiben. Deshalb können relativ niedermolekulare Stoffe (MG bis ca. 5000) leicht in die Zelle hineindiffundieren, für Enzyme (MG meist deutlich über 20 000) bleibt die Zellwand eine Diffusionsbarriere.
Die Enzymhistochemie verwendet frisches Gewebe, das durch Frieren haltbar gemacht wurde, und möglichst konstante Inkubationszeiten. Bei zu langer Inkubation (z. B. für LDH) zeigen alle Zellen intensive Farbgebung und eine Differenzierung der Aktivität ist nicht mehr möglich.
Substrate müssen nicht Farbstoffbildner sein. Es können auch Substrate genutzt werden, die durch die Enzymreaktion zu Fluorochromen (fluoreszierenden Substanzen) werden.
Die Differenzierung von Isoenzymen in Gewebsschnitten läßt sich durch Vorinkubation mit einem entsprechenden präzipitierenden Antiserum erreichen, das für eines der Isoenzyme spezifisch ist. Bei allen Enzymnachweisen ist es unbedingt notwendig, auch jeweils Blindwerte anzufertigen.
Dabei genügt häufig eine Inkubation mit dem kompletten Gemisch ohne Substrat. Besser ist noch eine Vorinkubation mit einem spezifischen Hemmstoff (Inhibitor), gefolgt von einer Inkubation mit dem kompletten Gemisch. Parallel dazu muß eine Vorinkubation mit dem Lösungsmittel des Inhibitors durchgeführt werden. Am günstigsten ist es immer, wenn man die im Labor bereits verwendeten Methoden übernimmt. (Siehe letzter Absatz von 4.1)

4.3.2 Immunhistochemie

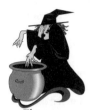

Immunhistochemie wird fast ausschließlich an Gefrierschnitten von unfixiertem und unentkalktem Gewebe durchgeführt. Manchmal sind für Gewebserhaltung Methoden mit fixiertem Gewebe angebracht.

Bei fixiertem Gewebe muß man besonders streng darauf achten, ob nicht unspezifische Fluoreszenz entsteht. Bei den meisten löslichen Antigenen wird durch die Fixierung (d. h. Denaturierung) die antigene Eigenschaft zerstört. Bei polymeren Fasern (Collagen, z. T. intermediäre Filamente) verändert sich das Antigen durch Fixierung nicht wesentlich. Im Einzelfall sollte dies jedoch stets überprüft werden, indem man Gefrierschnitte und fixiertes Gewebe simultan (d. h. auf demselben Objektträger) inkubiert. Es ist angebracht, sich nicht auf bereits vorliegende Publikationen zu verlassen (siehe dazu Kapitel 4.4.1.1).

Der Schnitt wird immer mit Antiserum inkubiert. Es können direkt im Gewebe vorliegende Antikörper oder Antigene nachgewiesen werden (direkte Methode). Dabei handelt es sich entweder um den Nachweis von körpereigenen Antikörpern, wie z. B. bei der Glomerulonephritis, oder mit Hilfe von monoklonalen Antikörpern werden bestimmte Zelltypen differenziert, z. B. T-Lymphozyten, Mastzellen, Langerhanssche Zellen.

Sollen Antikörper in biologischen Flüssigkeiten (wie Serum, Liquor cerebrospinalis) nachgewiesen werden, muß zunächst das Gewebe mit der entsprechenden Flüssigkeit inkubiert werden, gefolgt von einer Inkubation mit einem Antiserum gegen die Immunglobuline der entsprechenden Spezies. Diese Antiseren (second antibody) sind markiert, um sie mikroskopisch sichtbar zu machen. Am häufigsten wird mit Fluorescein oder anderen Fluorochromen markiert. Bei geringen Antigen- bzw. Antikörper-Konzentrationen verwendet man enzymmarkierte Antiseren. Die Komplexe aus Antikörpern und Fluorochrom bzw. Enzym sind instabil. Der Zerfall der Komplexe ist sehr unterschiedlich. Deshalb sind alle Vorschriften für die Lagerung und die Verwendung exakt einzuhalten, um nicht zu schwache positive Reaktionen und zu starke Hintergrundfärbung, bzw. unspezifische Reaktionen zu erhalten.

Jeder Anfänger auf diesem Gebiet sollte sich den folgenden Satz merken: »Es ist kein Kunststück, in jedem beliebigen Gewebe jeden beliebigen Grad von Fluoreszenz zu erzeugen.« Häufig sind falsch positive Reaktionen auch gut reproduzierbar, weil systematisch derselbe Fehler gemacht wird. Schon eine Verunreinigung des Eindeckmittels (z. B. Glycerin-Gelatine) kann auf Schnitten »schöne« Muster unterschiedlicher Intensität erzeugen. Dies überprüft man am besten weit außerhalb des Schnittes an der Grenze des Eindeckmittels oder an eingeschlossenen Luftbläschen. Auch freies Fluorescein kann »schöne« falsch positive Bilder ergeben. Ungebundenes Fluorescein kommt in mehr oder weniger großen Anteilen in jedem markierten Antiserum vor. Fluorescein hat eine gute Lipidlöslichkeit. Daraus ergibt sich gelbe ins rötliche tendierende granuläre Fluoreszenz. Daneben hat es eine besondere Affinität zu sauren Mukopolysacchariden. Es resultiert eine streifige bis fibrilläre grüne Fluoreszenz im Bindegewebe oder an bestimmten Membranen, wie z. B. der Bowmanschen Kapsel. Hier hilft zur Elimination falsch positiver Befunde nur eine Vorinkubation mit Antiserum, das nicht markiert ist, gefolgt von einer Inkubation mit markiertem Antiserum. Wenn dann keine Fluoreszenz auftritt, war der erste Befund wirklich positiv. Bei der indirekten Methode kann es vorkommen, daß nach der ersten Inkubation mit dem den Antikörper enthaltendem Serum bzw. mit der entsprechenden biologischen Flüssigkeit nicht ausreichend gespült wurde. Das führt zu einer relativ gleichmäßigen grünen Fluoreszenz im Gewebe. Hier kann nur eine Inkubation mit einem Serum ohne Antikörper Klarheit darüber schaffen, ob es sich um spezifische oder unspezifische Reaktionen handelt.

Es ist unbedingt notwendig, bei jeder Inkubationsserie (meist arbeitet man parallel an acht oder zwölf Schnitten) zwei bis drei verschiedene Blindwerte mitzuführen.

Beim Nachweis humoraler Antikörper im menschlichen Serum gegen körpereigenes Gewebe (hier in der Regel homolog nicht autolog) sollten folgenden Blindwerte jedesmal mitgeführt werden.

Erste Inkubation mit:
1. Patientenserum, das sicher keinen solchen Antikörper enthält (Negativkontrolle)
2. PBS* (Blindwert)
3. Patientenserum, das entsprechende Antikörper enthält (Positivkontrolle)

---

* PBS: physiological buffered saline

Auch wenn dies alles beachtet wurde, können noch falsch positive Reaktionen auftreten, wenn der Schnitt während der Inkubation ganz oder teilweise getrocknet ist.

Besonders kritisch ist dies während der Inkubation mit dem Patientenserum oder mit dem markierten Antiserum. Besonders anschaulich ist dies beim »Randeffekt«. Bestimmte Strukturen zeigen dann am Rande des Schnittes besonders starke oder besonders schwache Fluoreszenz.

Ähnliches findet sich, wenn die Schnitte vor der Inkubation bei Zimmertemperatur nicht gleichmäßig getrocknet waren. Das Antiserum dringt in die trockenen Gewebsteile besser ein als in die feuchten.

Sehr zu empfehlen ist im Anschluß an die Immuninkubation eine Gegenfärbung mit Evans blue. Dadurch fluoreszieren alle Strukturen, die nicht positiv reagiert haben, dunkelrot. Das ist besonders für die Mikrofotografie ein wirksamer Kontrast.

Zum Schluß noch einmal: Seien Sie vorsichtig bei positiven Reaktionen und prüfen Sie exakt anhand von Blindwerten, ob es sich nicht um falsch positive Werte handelt.

Nicht vergessen sollte man, einige Schnitte zu fixieren und zu färben (Hämatoxilin, Eosin) und sich anhand von Histologiebüchern mit den Gewebestrukturen vertraut zu machen.

4.4 Histologie

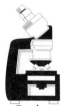

Mit der Histologie lassen sich Zellen und Gewebe untersuchen. In der klinischen Medizin handelt es sich meist um Gewebe, das durch Erkrankungen oder Experimente verändert wurde. Man arbeitet also in der Regel auf dem Gebiet der Pathohistologie. Wenn es sich also um Veränderungen von Zellen und Geweben handelt, ist einer der wichtigsten Punkte, echte pathologische Veränderungen von Artefakten zu unterscheiden. Die Artefakte können bei der Gewebsentnahme (Biopsie) entstehen oder es sind postmortale Veränderungen. Für beide Artefaktarten gibt es typische Anzeichen. In der lichtmikroskopischen Histologie spielen sie keine sehr große Rolle, es sei denn man arbeitet auf den Gebieten der Enzymhistochemie oder der Immunhistochemie. Ganz besondere Bedeutung erhal-

ten Artefakte in der Elektronenmikroskopie. Selbst lichtmikroskopisch ganz unauffällig erscheinende Gewebe zeigen oft im Elektronenmikroskop schwerste artifizielle Veränderungen.
Weil die meisten in der klinischen Medizin untersuchten Gewebe während Operationen entnommen werden, ist ein ständiger Kontakt zwischen dem Operateur und dem Histologen bzw. Elektronenmikroskopiker unerläßlich, damit auch ständige und kontinuierliche Rückkopplung eine möglichst das Gewebe schonende Entnahme sichergestellt werden kann. Bei kleineren Gewebeproben können sonst bis zu 90 % des Gewebes Artefakte aufweisen, die durch die Entnahme durch den Operateur bedingt sind. Sind die Artefakte am Semidünnschnitt nicht zu erkennen, sondern erst am Ultradünnschnitt im Elektronenmikroskop, kann es bei einer einzigen Biopsie mehrere Wochen dauern, bis der Bearbeiter eine Stelle findet, die nicht artifiziell verändert ist. Dies beeinträchtigt den Fortgang der Untersuchung erheblich. Dabei kann es vorkommen, daß der Elektronenmikroskopiker erst fünf bis zehn Gewebeproben untersuchen will, bis er sich bei einem neuen Arbeitsgebiet zu einer endgültigen Aussage entschließt. Dies erfordert von beiden Seiten große Geduld. Der Operateur drängt, weil er bald Ergebnisse sehen will; der Histologe bremst, weil er nicht genügend artefaktfreies Gewebe erhält.
Für Studenten empfiehlt es sich deshalb, nur solche Themen (vor allem elektronenmikroskopisch) zu bearbeiten, bei denen Artefakte weitgehend bekannt sind. Es ist wenig hilfreich, zum Vergleich Gewebe zu benutzen, das von Kadavern stammt (Pathologisches bzw. Gerichtsmedizinisches Institut). Besonders bei Geweben, die intravital in einer gewissen Spannung gestreckt sind wie Muskeln, Gefäße, Nerven und Drüsenkanäle, ist ein Vergleich mit Leichengewebe selbst bei gleicher Entnahmetechnik und Fixierung nicht zulässig. Postmortal ist die Elastizität nicht vorhanden und zudem hat die Autolyse die Zytostruktur stark verändert.

4.4.1 Lichtmikroskopie

Die Lichtmikroskopie wird üblicherweise mit Schnitten von Geweben durchgeführt, das in Paraffin eingebettet war. Die Schnittdicken liegen bei 5–10 µm. Günstiger ist für die Lichtmikroskopie die Einbettung in Kunststoff. Dadurch sind Schnittdicken um 1 µm zu erreichen. Im Lichtmikroskop wird die Auflösung verbes-

sert. Zum anderen lassen sich von demselben Gewebeblock auch Ultradünnschnitte für die Elektronenmikroskopie herstellen.
Wenn Einbettung in Kunststoff nicht üblich ist, sollte der Doktorand nicht versuchen, sie einzuführen. Es soll nicht unerwähnt bleiben, daß kunststoffeingebettete Schnitte auch Nachteile haben. Viele in der normalen Histologie übliche Färbemethoden (u. a. HE) sind an diesen Schnitten nicht anwendbar.

4.4.1.1 Fixierung, Einbettung, Schneiden

Die Fixierungslösung bewirkt, daß die im Solzustand oder Gelzustand vorliegende Zell- und Gewebeteile denaturiert werden. So werden Proteine, Mukopolysaccharide, Nukleinsäuren etc. durch die Einwirkung von Säuren oder organischen Lösungsmitteln an Ort und Stelle unlöslich, also fixiert. Dies geschieht durch Verknüpfung zu höhermolekularen Aggregaten oder durch Verlust der Tertiärstruktur. Hier liegt ein chemischer Vorgang vor, der je nach dem Mechanismus bei verschiedenen Substanzen typische Gruppen oder Seitenketten verändern kann. Deshalb ist nicht jede Fixierung für jede Färbung tauglich. Die Färbung ist eine Art histochemischer Nachweis einer bestimmten Stoffgruppe mit Hilfe eines bestimmten Farbstoffes. Es ist deshalb wichtig, für die jeweilige Substanz/Struktur die richtige Fixierung zu wählen.
Ohne Fixierung wird üblicherweise gearbeitet, wenn man Gefrierschnitte für Enzymhistochemie oder Immunhistochemie benötigt. Hier sollte das Gewebe so bald wie möglich und so schnell wie möglich eingefroren werden. Wenn es sich um sehr empfindliche Enzyme handelt, ist es ratsam, mit einem Behälter voll flüssigem Stickstoff in den OP zu gehen, um die noch körperwarme Biopsie sofort einfrieren zu können. Auch bei der Immunhistochemie können sich die sehr schnell eintretenden autolytischen Veränderungen durch diffuse Hintergrundfluoreszenz unangenehm bemerkbar machen.
Der Student sollte aber genau abwägen, ob diese Maßnahme unerläßlich ist. Operateure und OP-Personal reagieren oft wenig freundlich auf das Auftauchen von Studenten im OP. Insbesondere dann, wenn dies (wie meist üblich) unangemeldet und ohne vorherige Information geschieht. Auch hier ist Planung und Information weitaus besser als plötzliche Intuition.
Nach der Fixierung folgt die Entwässerung des Gewebes für die Einbettung. Dafür sind hinreichend Vorschriften vorhanden. Ver-

gessen wird häufig, daß das Gewebe durch die Behandlung mit organischen Lösungsmitteln nicht unerheblich schrumpft und daß bestimmte Substanzen (Fette, Lipoide etc.) in Lösung gehen. Dasselbe gilt für freie Aminosäuren, Zucker und Nukleotide.
Für die Einbettung sind Anweisungen vorhanden. Zum Teil erfolgt sie in Automaten. Wichtig ist, daß jede Gewebeprobe ausreichend gekennzeichnet ist. Sehr empfehlenswert ist das Anbinden eines kleinen Fotopapierzettels mit einfachem Nähfaden (Baumwolle). Ist der Zettel mit Graphitstift beschriftet (normaler Bleistift), wird die Schrift auch in den Lösungsmitteln nicht »gelöscht«.
Gewebe für Gefrierschnitte wird nicht entwässert oder eingebettet. Durch die Denaturierung in organischen Lösungsmitteln verlieren Enzyme, Antigene und Antikörper ihre biologische Aktivität fast völlig und meist irreversibel.

4.4.1.2 Färbung

Eine übliche histologische Färbung ist Hämatoxylin/Eosin. Darüber ist nicht viel zu sagen, da nicht viel falsch zu machen ist. Zu den häufigsten anderen Färbungen gehört Goldner-Trichrom. Sie ist beliebt, weil sich der Bindegewebsanteil des Gewebes grün hervorhebt. Aber hier ist Vorsicht geboten, denn bei zu langer Färbung mit Lichtgrün und unzureichender Differenzierung mit 1%iger Essigsäure können fast alle Gewebeanteile, auch diejenigen, die nicht zum Bindegewebe gehören, grün erscheinen. Die richtige Differenzierung ist dann gelungen, wenn die Erythrozyten orange-rosa erscheinen.
Bei allen histologischen Färbetechniken ist die richtige Differenzierung, d. h. in den meisten Fällen das Herauslösen eines Farbstoffes entscheidend. Da der Farbstoffanteil verschiedener käuflicher Präparate sehr unterschiedlich sein kann, ist das Einhalten bestimmter Zeiten nicht sinnvoll. Abhängig von der Fixierung und dem pH der Färbelösung können die Färbezeiten stark variieren. Man sollte sich daran gewöhnen, an jeweils einem Präparat die Färbung mikroskopisch zu kontrollieren.
Die unterschiedliche Farbstoffkonzentration verschiedener käuflicher Präparationen hängt damit zusammen, daß große Mengen des Farbstoffes für die Küpenfärberei in kleineren Verpackungen für die Histologie angeboten werden (der Textilfärber erwartet, daß entsprechende »Stellsalze« für die Komplexbildung mit der Faser schon zugegeben sind).

Es gibt nur wenige Firmen, die diese Stellsalze entfernen, um 100 % Farbstoff zu liefern (u. a. Serva). Die Herkunft aus der Textilfärberei läßt sich an vielen deutschen Farbbezeichnungen erkennen. B steht für »blaustichig«. So ist Echtblau BB, das häufig bei histochemischen Reaktionen angewandt wird, nicht besser als Echtblau B. Das erstere ist beim Textilfärben nur doppelt so »blaustichig« wie das zweitere. Desgleichen ist das bei der Proteinfärbung von Elektropherogrammen häufig angewandte Amidoschwarz 10B ein Farbstoff, der an Textilien einen zehnfach blaustichigen schwarzen Farbton erzeugt.
Diese Bezeichnungen schaffen beim Unerfahrenen mehr Verwirrung als Klarheit. Die Buchstabenfolge nach der Farbbezeichnung hat in der Histochemie keine Bedeutung. Das Lichtgrün F bei Goldner-Trichrom färbt das Bindegewebe keineswegs »fahl«.

4.4.1.3 Mikrophotografie

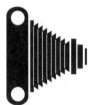

Zu diesem Thema ist nicht allzuviel zu sagen, weil in den meisten Institutionen automatisierte Photomikroskope vorhanden sind. Das heißt, die optimale Belichtungszeit wird automatisch geregelt. Professionelle Filme sind farbechter und farbintensiver. Meist ist ein Daylight-(Tageslicht-)film besser als ein Kunstlichtfilm. Eine Verlängerung der Belichtungszeit auf ca. 20–30 sec durch Einschalten von Graufiltern ist angebracht. In der Regel werden dadurch die Farben leuchtender, und die Zeichnung feinster Strukturen wird verbessert.
Farbphotographie schließt die Anwendung von Farbfiltern aus. In der Schwarzweißphotographie kann sie zur Kontrastierung angezeigt sein. Dann sind natürlich die Komplementärfarben zu benutzen. Also zur Kontrasterhöhung von Rot ein Grünfilter und von Blau ein Gelbfilter.
Entscheidend ist die hohe Vergrößerung für die Aussagekraft eines Mikrobildes. Man kann Details besser erkennen und die Farbintensität nimmt zu. Besonders zu beachten ist dies bei der Fluoreszenzmikroskopie (Immunhistochemie) mit Auflichtkondensor. Dabei nimmt mit höherer Vergrößerung auch die eingestrahlte UV-Intensität zu (bzw. Blau bei Fluorescein) und somit auch die Fluoreszenz.
Ein wichtiger Hinweis für den Anfänger ist: Möglichst hohe Vergrößerungen wählen. Auf diese Weise können auch Artefakte im

Präparat wie Risse im Schnitt, Falten, eingeschlossene Luftbläschen oder Fusseln leicht auf dem Bild »entfernt« werden.
Im Rahmen der klinischen Medizin mikroskopiert man fast ausschließlich im Hellfeld. Dunkelfeld, Phasenkontrast und Interferenzkontrast sind häufig in der Biologie angebracht. Diese Techniken sind anderenorts ausgiebig beschrieben.
Falls das Ihnen zur Verfügung stehende Mikroskop eine Einrichtung für Phasenkontrast hat, läßt sich diese an gefärbten Präparaten einsetzen. Man erhält bei Toluidinblaufärbung von Knochen im Phasenkontrast herrliche Farben. Zusätzlich wird die Information über die Struktur des Knochens erhöht. Auch bei Enzymhistochemie ist der Phasenkontrast nützlich, um die Strukturen deutlicher hervortreten zu lassen, die nicht mit Farbpigmenten markiert sind. Hier läßt sich auch der Normansky-Interferenzkontrast einsetzen.

4.4.2 Elektronenmikroskopie

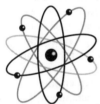

Die Elektronenmikroskopie ist in jeder Institution eine geläufige Technik. Wichtige Teile davon sind auch für einen Studenten in relativ kurzer Zeit erlernbar (ca. zwei Wochen). Dies betrifft die Fixierung, die Einbettung, das Trimmen, das Schneiden von Semidünnschnitten einschließlich der Herstellung von Glasmessern, die Färbung von Semidünnschnitten und die Mikrophotografie. Die Herstellung von Ultradünnschnitten und die Bedienung des Elektronenmikroskops erfordern eine Trainingszeit von jeweils etwa drei Monaten. Dieser Zeitaufwand ist für einen Doktoranden der klinischen Medizin zu hoch. Deshalb sollten diese Tätigkeiten von geübten Mitarbeitern durchgeführt werden.
Zuvor sollen die vielfältigen Möglichkeiten der Artefakte und ihrer Entstehung besprochen werden. Leider gibt es kein Buch, das sich systematisch mit den Artefakten der Elektronenmikroskopie von Biopsien beschäftigt.
Am einfachsten festzustellen sind autolytische Erscheinungen. Dazu gehören verquollene oder aufgelöste Mitochondrien, Verlust von Membranen um Vesikel oder im endoplasmatischen Retikulum und Kernlyse. Da diese Zytostrukturen Rückschlüsse auf den Funktionszustand und die Stoffwechselaktivität der

Zelle zulassen, sollte man bestrebt sein, sie unbedingt zu erhalten. Hier hilft bei Biopsien nur die unmittelbare Fixierung von kleinen Gewebsstücken (ca. 1 mm^3). Bei größeren Gewebeproben sind nur die Randpartien optimal fixiert. Die im Zentrum liegenden Teile sind meist schon autolytisch verändert.

Hierin liegt das Dilemma der Elektronenmikroskopie von Biopsien, die bei Operationen entnommen wurden. Denn gerade die Randpartien der Gewebeproben sind meistens artifiziell verändert. Häufig sind solche Veränderungen unvermeidlich. Die Ursache dafür sind das Spülen des Operationsgebietes, die Hitzeentwicklung bei der Anwendung von Elektrokautern und die mechanischen Druck- und Zugänderungen durch die Besteckteile, wie Pinzetten, Klemmen oder Retraktoren und Spreizern.

Alle diese Artefakte sind nahezu unumgänglich, weil der Operateur vor allem das optimale Gelingen der Operation beachten muß. Nur ganz hevorragenden Operateuren gelingt im Laufe der Zeit ein Umdenken. Nur wenn sie gleichzeitig auch großes Interesse an der elektronenmikroskopischen Forschung haben, können sie so weit kommen, die Entnahme einer Biopsie nicht mehr als Nebensächlichkeit zu betrachten. Nur diesen ausgezeichneten Operateuren gelingt es, ohne Hintansetzung des Patienten gleichzeitig optimal behandelte Biopsien zu gewinnen.

Die Unterschiede zwischen Biopsien und Gewebeproben von Kadavern sind somit leicht zu erklären.

Bei der Entnahme in der Pathologie wird nicht gespült oder gekautert. Zudem sind die natürlichen Spannungszustände verloren. Deshalb können selbst bei identischer histologischer Prozedur die Differenzen gewaltig sein.

Aus dem eben Erläuterten erklärt sich, weshalb die Elektronenmikroskopie an Biopsien sozusagen ein Tanz auf dem Vulkan wird. Man bewegt sich auf dem schmalen Grat optimal erhaltenen Gewebes, der zwischen den äußeren artifiziell veränderten und den inneren autolytisch veränderten Gewebeteilen liegt. Sind die äußeren geschädigten Teile zu weit zentripetal vorgeschoben, ist die Biopsie unbrauchbar.

Es ist deshalb für einen Doktoranden ratsam, die Gewebeproben, die von einem erfahrenen Operateur entnommen werden, intensiv zu bearbeiten.

4.4.2.1 Fixierung, Einbettung, Schneiden

Die Fixierung von Geweben für die Elektronenmikroskopie ist eine ebenso delikate Angelegenheit wie die Entnahme des Gewebes. Es muß alles unterlassen werden, was weitere Artefakte hinzufügen kann. Dies betrifft die Manipulation des Gewebes mit Pinzetten, Adhäsionen an Gefäßwände und Austrocknen der Gewebe im Verlauf der Prozedur. Man transportiert das Gewebe deshalb am besten in kleinen geschlossenen Drahtnetzen. Bei sehr kleinen Proben hat sich das Einschließen des Gewebes zwischen zwei Stückchen Zigarettenpapier (nicht die gummierten Teile benutzen!) als sehr günstig erwiesen. Im feuchten Zustand haften diese Blättchen sehr gut aneinander und sind für alle Medien durchlässig. Das Zigarettenpapier sollte vor der Einbettung entfernt werden. Bei ganz winzigen Gewebsproben kann man es auch belassen, um die Orientierung zu verbessern. Bei der Elektronenmikroskopie müssen anders als bei der lichtmikroskopischen Histologie alle Inkubationszeiten sozusagen auf die Minute genau eingehalten werden. Das beginnt schon bei der Fixierung. Die meisten Fixierungsmittel wie Paraformaldehyd, Glutaraldehyd oder Osmiumsäure enthalten von vornherein einen gewissen Anteil an freien Säuren, der sich im Verlauf der offenen Lagerung (also während der Fixierung) erhöht. Diese Säuren können das Gewebe erheblich mazerieren oder zumindest die Zytoarchitektur deutlich verändern. Auch bei allen weiteren Stufen der Entwässerung und Einbettung ist eine Verlängerung der angegebenen Zeiten gewebsschädigend. Erst nach der Polymerisation des Kunststoffes kann man das Gewebe unbedenklich unbegrenzt aufbewahren.

Das Anfertigen von Semidünnschnitten ist kein besonders kritisches Verfahren. Hier ist vor allem beim Transport der Schnitte und der Streckung auf dem Deckglas darauf zu achten, daß keine Falten und Risse entstehen. Beides beeinträchtigt die Mikroskopie erheblich.

4.4.2.2 Färbung

Für die Färbung von Semidünnschnitten gilt ähnliches wie bei der Lichtmikroskopie. Einige übliche Färbungen wie die von Karnovski sind einfach durchzuführen. Man muß regelmäßig kontrollieren, ob das Gewebe überfärbt oder zu blaß ist. Spezialfärbungen zur selektiven Markierung bestimmter Gewebe- und

Zellteile sind dort, wo sie gebraucht werden, zur sicheren Routine geworden.
Ultradünnschnitte werden kontrastiert, meist mit Uranylacetat und Bleicitrat. Auch hier sind so viele Artefakte möglich, daß man diesen Vorgang besser den Geübten überläßt.

4.4.2.3 Analyse am Elektronenmikroskop

Die Elektronenmikroskopie besteht nicht aus der Beherrschung der technischen Vorgänge und der Geräte, sondern aus der Beurteilung der Gewebe. Das setzt Kenntnisse auf dem Gebiet der submikroskopischen Pathologie voraus. Ein einzelner Schnitt ist am Elektronenmikroskop betrachtet riesig und enthält viele einzelne Bildausschnitte. Entsprechend ist das Durchmustern auch wesentlich zeitaufwendiger als in der Lichtmikroskopie. Deshalb sollte dieser Vorgang nicht von den Doktoranden selbst durchgeführt werden. Natürlich kann jeder technisch Versierte bald von einem Ultradünnschnitt ein Bild anfertigen. Dabei handelt es sich aber meist um Übersichtsbilder, die in der Regel keinen größeren Informationsgehalt haben als gute lichtmikroskopische Aufnahmen. Auch in der Elektronenmikroskopie sind besonders die hohen Vergrößerungen wichtig. Um mit hohen Vergrößerungen arbeiten zu können, muß man die pathologische Aussagekraft eines Details richtig beurteilen.
Dazu benötigt man mehr Kenntnisse als sich ein Student innerhalb eines Jahres aneignen kann.

4.4.3 Lernen der Histopathologie

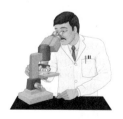

Die histologischen Vorkenntnisse eines Studenten reichen in der Regel nicht aus, um spezielle Fragestellungen ergiebig bearbeiten zu können. Entsprechende Kenntnisse kann man sich aber relativ schnell aneignen. Es geht dabei nicht darum, die gesamte Histologie hervorragend zu beherrschen. Die Strukturen von Zellen und Geweben eines bestimmten Organs oder Organteiles sind sicher schnell zu beurteilen. Hierbei ist sehr wichtig, daß man diesen Lernvorgang vor den Beginn der eigenen Untersuchungen setzt. Es ist außerordentlich mißlich, wenn man am Ende einer histologischen Arbeit, bei der man routinemäßig von vielen Blöcken viele Schnitte angefertigt hat, feststellen muß, daß ein großer Teil der Schnitte überflüssig war. Möglicherweise stellt sich dann zum Schluß auch noch heraus, daß eine andere Färbung hätte angewandt werden müssen, um völlige Sicherheit zu erlangen. Falls dann noch die Fixierung für die entsprechende Färbung unzureichend ist, steht man vor einer unangenehmen Situation. Man hat etwa zwei bis drei Semester lang Experimente durchgeführt und histologische Aufarbeitungen erledigt und stellt dann fest, daß nur 10–20 % der Präparate verwertbar sind. Viel Zeit wurde verbraucht und der Termin drängt, weil man vor dem Examen an der Universität mit der Doktorarbeit fertig sein will. Dies hätte sich vermeiden lassen, wenn – oder besser gesagt – das läßt sich vermeiden, wenn man sich rechtzeitig mit der Histologie vertraut gemacht hat.

Für die Elektronenmikroskopie gilt ähnliches. Es hat keinen Sinn, eine Serie von Präparaten einzubetten und später festzustellen, daß entweder die Fixierung oder die Einbettung schlecht waren.

Bücher gibt es viele, die die normale und pathologische Histologie bzw. Zytostruktur beschreiben. Es ist unabdingbar, sich rechtzeitig damit vertraut zu machen.

4.4.4 Morphometrie

Histologen und Elektronenmikroskopiker beschreiben qualitativ. Das ist bei der Beurteilung der Pathologie von verdächtigen Gewebeproben ausreichend. Aber in der histologischen und submikroskopischen Forschung genügt es nicht, einfach festzustellen, eine Gewebsschicht sei verdickt, ein Zelltyp trete gehäuft auf oder ein Gewebebestandteil sei vermehrt. Hier sollte auch in den Dissertationen das Zählen und Messen hinzukommen.

Quantitative Morphometrie muß nicht unbedingt technisch sehr aufwendig sein. Wenn in der Institution, an der man arbeitet, ein entsprechendes modernes Gerät vorhanden ist, sollte man es benutzen. Aber es gibt auch sehr einfache Techniken, die an Relevanz nicht verloren haben.

Das einfache Auszählen bestimmter Zelltypen in einem gewissen Bereich wird selbst beim Differentialblutbild in jedem klinischen Labor praktiziert. Längenmessungen oder die Bestimmung der Dicke von Schichten lassen sich mit einem Meßokular durchführen. Für Flächenbestimmungen gibt es die einfache, aber sehr wirkungsvolle Treffermethode nach Weibel, E.R., Elias, H.: Quantitative Methods in Morphology, Springer, Heidelberg 1967. Oder man mißt an Papierabzügen und holt dafür das Polarplanimeter wieder aus der Schublade.

Die modernen Einrichtungen für die quantitative Histomorphometrie sind sehr exakt und praktisch, aber sie kosten mehrere tausend Deutsche Mark. Man sollte deshalb nicht die quantitativen Auswertungen so lange verschieben, bis die Institutionen finanziell in der Lage ist, diese Geräte zu beschaffen. Falls man zwei verschiedene Zustände vergleichen kann (z.B. normal und pathologisch), sollte möglichst eine Doppelblindstudie angelegt werden.

Die einfachen Techniken haben den Nachteil, daß man selber rechnen muß und ein wenig von der Statistik versteht. Die meisten Morphologen scheinen eine gewisse Scheu vor dem Rechnen und der Statistik zu empfinden. Aber es besteht die Hoffnung, daß die jungen und tüchtigen Studenten, denen Computer etwas mehr bedeuten als ein erschreckendes Wort, die Scheu leichter überwinden.

Viele Bücher sind über Morphometrie geschrieben worden. Leider sind sie häufig vollgestopft mit Formeln und methodischen Diskussionen. Aber lassen Sie sich nicht abschrecken. Man muß die Formeln weder auswendig lernen und erst recht nicht begreifen oder ableiten können, um mit ihnen erfolgreich zu arbeiten.

4.5 Klinische Untersuchungen

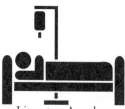

Klinische Studien sind ein umfangreiches Gebiet. Dazu kann auf dem hier vorhandenen Raum nicht alles erwähnt werden. Zudem haben die Autoren auf diesem Gebiet keine umfangreiche Erfahrung. Leider gibt es zu diesem Themenkreis nicht viel systematische Literatur. Am ehesten noch hilft hier die Biomathematik.

Bei allen klinischen Studien muß die Zustimmung der Ethik-Kommission vorliegen. Die Anträge auf Genehmigung einer kli-

nischen Studie sind in der Regel formlos. Es lohnt sich, vorher bei der Ethik-Kommission anzufragen. Es ist immer damit zu rechnen, daß die Ethik-Kommission einige Zeit braucht (ca. 3–6 Monate). Die sollte bei der Planung unbedingt berücksichtigt werden.
Messen und Zählen sind auch in der klinischen Medizin sehr oft möglich. Somit läßt sich vieles statistisch auswerten. Häufig sind Symptome nicht direkt meßbar. Mit einiger Überlegung kann man sich auf jedem Gebiet Zahlenskalen erarbeiten, um eine Erkrankung zu beurteilen. Die meisten Kliniker mißtrauen solchen Maßnahmen und wenden ein, diese seien nicht objektiv und nicht exakt genug. Zum ersteren muß gesagt werden, daß Doppelblindstudien abhelfen können. Zum zweiten muß man wissen, daß auch die biologische Variation von meßbaren Größen wie Blutzucker, Antibiotikakonzentrationen im Blut etc. selbst in Normalkollektiven bei etwa 30 % liegt.
Der Karnofski-Index ist ein gutes Beispiel, wie wertvoll eine subjektive Zuordnung eines Zustandes zu Zahlenwerten sein kann. (Siehe gesondertes Blatt, S. 122). Die Zuordnung eines solchen Wertes wird auch bei grober Fehleinschätzung selten fälschlicherweise 30 % zu hoch oder zu niedrig werden. Bei einzelnen Schätzungen müßte der Wert noch viel stärker abweichen (bis zu 40 %), damit bei einer Mittelwertberechnung ein Variationskoeffizient von 30 % auftritt. Da dies undenkbar ist, erweist sich eine subjektive Zuordnung als sinnvoll. Der Doktorand sollte in Zusammenarbeit mit seinem Doktorvater versuchen, solche Zuordnungen aufzustellen. Häufig sind sie schon vorhanden.
Bei klinischen Studien unterscheidet man zwischen prospektiven und retrospektiven Studien. Häufig wird nur den prospektiven Studien ein Sinn zugeschrieben. Zudem sollten sie Doppelblindstudien sein.
Letzteres ist auf operativem Gebiet nicht mehr zulässig und war auch früher vom medizinisch ethischen Standpunkt nur schwer zu vertreten.

4.5.1 Prospektive Studien

Prospektive Studien sind am einfachsten durchzuführen, wenn ein neueingeführtes Präparat mit einem herkömmlichen in bezug auf den Therapieerfolg verglichen werden soll. Dabei lassen sich am einfachsten Doppelblindstudien durchführen, bei denen weder der Patient noch der behandelnde Arzt darüber informiert sind, welches Präparat jeweils verabreicht wurde. Dabei lassen sich entweder objektive Parameter oder subjektive Zuordnungen statistisch auswerten (Giebel, Rejula, Breuninger 1979). Placebokontrollierte Doppelblindstudien sind problematisch, weil ja alle Patienten darüber informiert werden müssen, daß sie möglicherweise eine unwirksame Substanz erhalten. Der Hinweis auf die Verwendung von Phytotherapeutika, die als Placebo zulässig sind, hat wohl mehr anekdotischen Wert. Bei voller Aufklärung würde die Mehrzahl der Patienten auch dies ablehnen.

Auf operativem Gebiet sind prospektive Studien durchführbar, wenn in einer Klinik eine neue Therapie eingeführt werden soll. Solange die neue Methode, was vom ärztlichen Standpunkt aus völlig richtig ist, ausschließlich von den erfahrenen Ärzten durchgeführt wird, ist ein prospektiver Vergleich zu den alten Methoden biomathematisch nicht sinnvoll (Näheres dazu unter dem Begriff Erfolgskontrolle im Kap. 4.5.2).

Für den Studenten ist die Arbeit an einer prospektiven Doppelblindstudie nur dann sinnvoll, wenn innerhalb eines vernünftigen Zeitraumes (ca. ein Jahr) auch ausreichend entsprechende Fälle behandelt und ausgewertet werden können. Hier sind oft die Aussagen über die Anzahl bestimmter Krankheitsbilder pro Jahr von erfahrenen Klinikern leider zu optimistisch.

Bedauerlicherweise hat nicht jede Klinik eine exakte Statistik über die Häufigkeit einzelner behandelter Erkrankungen über Jahre hinaus (Basisdokumentation).

4.5.2 Retrospektive Studien

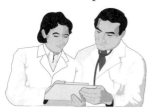

Retrospektive Studien mit Kontrolle des Therapieerfolges sind die häufigsten in der klinischen Medizin vergebenen Doktorarbeiten. Das größte Problem bei dieser Art von Studien liegt darin, daß sich meistens im Verlauf der Arbeit herausstellt, daß die Krankenblätter nicht so geführt sind, wie es für die optimale Auswertung wünschenswert wäre. Häufig sind die Anamnesen nicht gleichermaßen umfangreich oder die Diagnose hat sich im Laufe der Zeit verändert oder einige interessant erscheinende Nebendiagnosen werden nicht vom gesamten Kol-

legium gleichermaßen erhoben, oder die Befunde bei den Nachuntersuchungen sind recht lückenhaft oder, oder etc. Daran kann der Student nachträglich nichts ändern. Wenn alle Patienten zur Nachuntersuchung noch einmal einbestellt werden, ist die positive Rückkoppelung erschütternd gering. Es muß davor gewarnt werden, ein solches Verfahren der Einbestellung zur Nachuntersuchung unbedacht durchzuführen. Hinterbliebenen von bereits verstorbenen Patienten oder Patienten, die sehr weit entfernt oder im Ausland wohnen, wird da häufig zuviel zugemutet. Man möchte meinen, ein solcher Hinweis sei nicht notwendig, weil selbstverständlich. Die Tatsachen haben aber leider gezeigt, daß dies gar nicht so selten vorkommt.
Besonders bei solchen Studien sollte der Student versuchen, so intensiv wie möglich mit dem Doktorvater zusammenzuarbeiten. Eine selbständige Einarbeitung in das Thema ist selbstverständlich. Dazu genügt nicht das Wissen aus dem betreffenden Handbuch. Sicherlich sehr nützlich für den Studenten ist es, wenn er in der Ambulanz die Anamnese und die Diagnose des ihn betreffenden Krankheitsbildes kennenlernt. Mehrmalige Teilnahme an klinischen Visiten ist ratsam. Erst wenn sich der Student durch diese Praxis und das Studium der einschlägigen neuesten Literatur sicher fühlt, sollte er – was bei klinischen Studien besonders notwendig erscheint – den vorläufigen Bericht abgeben. Nur so kann er sichergehen, daß er die Aufgabenstellung richtig verstanden und eingeordnet hat.
Erst danach sollte er mit der Auswertung der Krankenblätter beginnen. Ich betone hier ausdrücklich Auswertung.
Erst über längere Zeit Krankenblätter zu sammeln oder Befunde aufzulisten, um sie später auszuwerten, ist wenig sinnvoll. Von Anfang an sollten Strichlisten geführt werden und einfache Grafiken wie Häufigkeitsverteilungen angelegt werden. Dies verbessert den eigenen Überblick und erleichtert die Kommunikation mit dem Doktorvater.
Die meisten retrospektiven klinischen Studien kranken vor allem daran, daß die Studenten zu lange gar nicht ernsthaft versuchen, sich einen umfassenden Überblick über ihr spezielles Thema zu verschaffen. Es ist verständlich, wenn der Doktorvater dann unwillig reagiert und die Unterstützung geringer wird, besonders wenn es sich um in der Klinik überlastete erfahrene Ärzte handelt. Der Student sollte sich völlig klarmachen, daß der Doktorvater nicht dafür da ist, ihm die notwendigen speziellen Kenntnisse beizubringen, die der Student aus der Fachvorlesung, den

Fachbüchern und der laufenden Fachliteratur eigentlich wissen müßte.
Entscheidend ist eine gut geplante Statistik. Auch darüber muß sich der Student vorab selbst informieren. Es handelt sich hier um sogenannte »statistische Arbeiten«.
Günstig ist es, sich vorher in der Biomathematik beraten zu lassen. Dort liegen häufig bereits für die meisten klinischen Fragestellungen entsprechende Programme (inklusive Erhebungsbögen) vor. Selbstverständlich kann man da nicht mit irgendwelchen unklaren Vorstellungen über die Erkrankung, deren Diagnose und Therapie hingehen.
Soll in einer klinischen Studie die Überlegenheit einer bestimmten Therapie geprüft werden (Erfolgskontrolle), so ist das nicht unabhängig vom behandelnden Arzt zu sehen. Bei Operationstechniken läßt sich dies besonders gut verdeutlichen. In allen Universitätskliniken arbeiten neben den erfahrenen Fachärzten auch junge Ärzte in der Ausbildung. Selbstverständlich ist deshalb die Erfolgsrate vom Können des Arztes abhängig. Dies sollte man in der Statistik mit berücksichtigen. Es sollte nicht unbedingt das Ziel sein, möglichst hohe Erfolgsraten verbuchen zu können. Extrem hohe statistische Erfolgsraten haben nur höchstqualifizierte, sehr erfahrene Ärzte oder Anfänger. Die ersteren, weil sie wirklich weit Überdurchschnittliches zu leisten vermögen und die letzteren, weil sie die Auswertung nicht exakt durchführen.
Also gehen Sie gut informiert, geplant und kritisch Ihre Arbeit an. Das Krankheitsbild sollte Ihnen gut vertraut sein. Nur so können Sie sicher sein, daß der Doktorvater Sie als Gesprächspartner ernst nimmt.

4.6 Tierexperimente

Tierexperimente zu besprechen bedeutet zur Zeit, ein heißes Eisen in die Hand zu nehmen. Leider ist die Öffentlichkeit so mißinformiert, daß es notwendig erscheint, hier einige grundsätzliche Bemerkungen voranzustellen.
Ernsthafte Medizin ist ohne verantwortungsvolle Tierexperimente nicht möglich. Dies gilt praktisch für alle Gebiete der Medizin. Man darf grundsätzlich keine neuen Operationstechniken so-

fort am Menschen ausprobieren. Hier geht es nicht um das technische Üben der Handgriffe, sondern um Heilungschancen. Desgleichen darf kein neuentwickeltes Chemotherapeutikum am Menschen angewandt werden, ohne daß seine Nützlichkeit und seine Nebenwirkungen in Tierversuchen hinreichend geklärt sind.

Hier sollte ein ganz entscheidender Satz zu dieser Thematik zitiert werden, den der Journalist Horst Stern am Ende seiner zweiteiligen Fernsehsendung zur Problematik der Tierversuche gesagt hat: »Franz von Assisi, der die Tiere als Brüder bezeichnete, hätte sicherlich keine Tierversuche durchgeführt. Er hätte aber mit derselben Konsequenz nie einen Arzt oder eine Klinik aufgesucht oder ein Medikament benutzt.«

Für alle Tierversuche muß ein Antrag gestellt werden, den das zuständige Veterinäramt am Regierungspräsidium genehmigen muß.

Diese Anträge werden zunächst vom Tierschutzbeauftragten der Klinik überarbeitet und von diesem dem Tierschutzbeauftragten des Klinikums bzw. der Universität vorgelegt, der sie dann an die entsprechende Kommission weiterleitet. Es ist nicht selten, daß die Kommission Einwände vorbringt und um Überarbeitung des Antrags bittet. Auch bei reibungslos verlaufenden Anträgen ist es nicht unrealistisch, bis zur Bewilligung mit einer Laufzeit von etwa sechs Monaten zu rechnen. Klären Sie also ab, ob eine Genehmigung vorliegt oder ob mit einer Genehmigung bis zu dem Zeitpunkt zu rechnen ist, von dem ab sie ihre Untersuchungen geplant haben.

Zur Durchführung von operativen Eingriffen in Narkose an Tieren sind nur Ärzte, Tierärzte oder Zoologen berechtigt. Studenten dürfen nur unter ständiger Kontrolle durch den anleitenden Arzt arbeiten. Zudem wird der Zustand und die Haltung der Tiere vom Veterinärmediziner der Klinik ständig überwacht. Über jeden Versuch muß sofort ein Protokoll angelegt werden. Auch dies wird regelmäßig überprüft.

Bei Verstößen gegen dieses Tierschutzgesetz (TSchG) kann das Regierungspräsidium Bußgelder von beachtlicher Höhe erheben. Es ist schon vorgekommen, daß aufgrund von Mißständen einer Institution für längere Zeit keine neuen Tierexperimente genehmigt wurden. Als Doktorand ist man dafür verantwortlich, auf dem speziellen Arbeitsgebiet alle Vorschriften exakt einzuhalten. Damit ist es zweckmäßig, das TSchG zu lesen.

Bei groben Verstößen gegen das Tierschutzgesetz kann eine gerichtliche Strafe ausgesprochen werden. Der Täter ist dann vorbestraft. Für einen Medizinstudenten bedeutet das, daß er nicht zur Prüfung zugelassen wird. Ein Arzt kann seine Approbation verlieren.

Wenn der Student beauftragt wurde, die Narkose oder einen Teil des Eingriffs selbständig zu übernehmen, sollte er sich zuvor umfangreich informieren und sich mehrfach alle Einzelheiten anschauen und erläutern lassen. Er muß die Erlaubnis des Regierungspräsidenten besitzen. Hierfür ist auch bei bereits genehmigten Versuchen ein Antrag notwendig, der in aller Regel schnell bewilligt wird. Nur wer die Narkose beherrscht, darf eine Erlaubnis erhalten. Jedes Tier, das in der Narkose stirbt oder bei dem der Eingriff nicht erfolgreich abgeschlossen wird, ist ein Tier zuviel. Außerdem muß jeder Mißerfolg im Protokoll ersichtlich sein.

Also bedenken Sie, wie viele Handgriffe auch an bereits verstorbenen Tieren geübt werden können. Wenn eine Narkose einmal nicht gelingen sollte, d. h. das Tier stirbt während des Versuches, können viele Techniken am noch warmen Tier geübt werden.

Also lassen Sie sich gut einweisen und belesen Sie sich. Üben Sie ausreichend. Das erspart Ihnen Ärger und Zeit.

4.7 Statistik

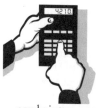

Die Statistik ist in vielen Büchern auch für Mediziner gut aufgearbeitet worden. Zusätzlich hat jeder Student die Vorlesung in Biomathematik besucht. Es erscheint also zunächst unnötig, hier ein Kapitel über Statistik zu schreiben. Da der Titel dieses Buches aber praktische »Anleitungen zur...« heißt, erscheint es angebracht, die Scheu vieler Mediziner vor der Statistik abzubauen.

Für den Anfänger ist es zunächst einmal wichtig, sich die Zahlen zu veranschaulichen, indem er die Werte auf einem Zahlenstrahl abträgt. Die Beurteilung einer Verteilung oder das Erkennen von Ausreißern gelingt dabei wie von selbst.

Wie wichtig eine solche »simple Statistik« sein kann, soll an einem Beispiel aus eigener praktischer Arbeit dargestellt werden. Die Fragestellung war, ob sich anhand des unterschiedlichen

Auftretens von Fluorescein in den Flüssigkeiten verschiedener Windungen der Cochlea der bis dahin nur optisch subjektive Eindruck unterschiedlicher Penetranz quantitativ analytisch bestätigen läßt. Der Doktorand legte eine Grafik vor. Sie enthielt die Mittelwerte der Messungen in Proben aus verschiedenen Windungen, die durch Gefrierpräparationen aus beiden Cochleae gewonnen waren. Gleichzeitig waren Standardfehler und Standardabweichungen grafisch und numerisch wiedergegeben. Der etwas traurig klingende Kommentar des Doktoranden dazu war: »Daraus läßt sich wohl nicht viel machen." Die Mittelwerte unterschieden sich in den verschiedenen Windungen. Die Standardabweichungen waren jedoch so groß, daß vorauszusehen war, daß der t-Test nicht signifikant ausfällt. Diese gewaltigen Standardabweichungen von etwa 50–60 % des Mittelwertes schienen verdächtig, auch wenn die Exaktheit der Arbeitsweise der Studenten in Betracht gezogen wurde.

Der Doktorand sollte deshalb die Einzelwerte der Stichproben vorlegen. Die Zahlenreihen ließen auf zwei Häufungen schließen. Deshalb wurden alle Einzelwerte in die Grafik eingetragen und dabei linke und rechte Ohren mit verschiedenen Farben kenntlich gemacht. Jetzt sah auch der Student, daß es sich um zwei getrennte Wertegruppen handelte, die sich nicht überschnitten. Der gemeinsame Mittelwert lag genau dazwischen und somit außerhalb jeder der beiden Häufungen. Daraus wurde klar, daß beide Gruppen getrennt statistisch bearbeitet werden mußten. Der Variationskoeffizient lag bei beiden deutlich unter 30 %, der Mittelwert lag für die rechte Cochlea doppelt so hoch wie für die linke und statistisch signifikant unterschieden. Jetzt konnte auch für rechtes und linkes Ohr getrennt der Unterschied zwischen einzelnen Windungen als signifikant berechnet werden.

Diese anekdotische Darstellung soll dem Anfänger zeigen, wie wichtig »simple Statistik« auf dem Zahlenstrahl sein kann.

Sind gepaarte Beobachtungen vorhanden, also z. B. links–rechts oder vorher–nachher, empfiehlt es sich, zwei Zahlenstrahlen senkrecht zu stellen und die Paare jeweils miteinander zu verbinden. Man erkennt sofort die Erhöhung oder Erniedrigung der Werte.

Der nächste Schritt ist der kontinuierliche Aufbau eines Histogramms. Dabei müssen die Gruppengrößen (Klassenbreiten) vernünftig geplant werden. Nützlich und übersichtlich ist es, wenn jeweils rechts und links der häufigsten Klasse zwei bis drei Klassen vorhandener Werte liegen. Zu Beginn genügt ein einfaches Rechenpapier (Mathematikheft). Man trägt auf der X-Achse für jedes Kästchen eine Klasse ab und trägt jede Beobachtung in Richtung der Y-Achse in das nächste freie Kästchen ein. Es genügt ein Kreuz. Besser ist es allerdings, wenn man seine Werte durch Kennziffern bezeichnet hat und diese in das Kästchen einträgt. Dies erleichtert spätere Kontrollen.

Arbeitet man mit zwei Stichproben, plaziert man die beiden Histogramme ineinander oder besser übereinander in der Mitte des Blattes. Diese Darstellung sollte möglichst von Anfang an kontinuierlich geführt werden. Man selbst hat dadurch ständig einen Überblick. Daneben eignen sich solche Darstellungen gut zur Vorlage beim Doktorvater bei den Besprechungen.

Sind verschiedene Faktoren zu korrelieren, legt man ein flächiges Diagramm an. Jede Achse wird einer Größe zugeordnet. Schon bald läßt sich die Korrelation sehen und beurteilen. Weitere Hinweise zur »darstellenden Statistik« finden sich in jedem Statistikbuch.

Berechnet wird in der Regel zunächst der Mittelwert (MW, x, MV = mean value) und die Standardabweichung (SD = Standard Deviation) bzw. der Standardfehler (SE = Standard Error). Auch diese Werte sollte man sich grafisch darstellen. Leider sind die Studenten in der Beurteilung dieser Größen weitgehend ungeübt. Deshalb sollen die beiden Begriffe erläutert werden.

Die Standardabweichung (SD) ist ein Maß für die mittlere Abweichung der Einzelwerte vom Mittelwert oder für die Streuung der Einzelwerte.

Der Standardfehler (Standard Error of Means = SEM oder SE) ist ein Maß für die mittlere Abweichung des Mittelwertes oder für die Streuung des Mittelwertes oder für die Sicherheit des Mittelwertes.

Die Standardabweichung verändert sich bei Vergrößerung des Stichprobenumfanges nur geringfügig. Der Interessierte kann das auf einem kleinen Taschenrechner mit Statistikfunktionen leicht nachvollziehen. Man gibt eine Anzahl von Werten (etwa n = 10) ein und ruft den Mittelwert, die Standardabweichung und den Standardfehler ab. Dann gibt man in denselben saldierenden Speicher dieselben Werte zusätzlich ein und ruft wieder alle drei Werte ab. Die Standardabweichung ist nahezu gleich. Der Standardfehler aber ist deutlich kleiner geworden.

Das bedeutet, mit zusätzlichen Beobachtungen wird die Standardabweichung nicht geringer (die Streuung der Einzelwerte bleibt also konstant), aber der Standardfehler wird deutlich geringer, also die *Streuung* des Mittelwertes *kleiner*, also die *Sicherheit* des Mittelwertes *größer*.

Man sollte beim Lesen medizinischer Publikationen immer beachten, welche Abweichung angegeben ist. SD oder SE und dies auch beurteilen lernen.

Messungen an biologischem Material weisen häufig eine Standardabweichung (SD) um bis zu 30 % des Mittelwertes auf. So etwas ist nicht ungewöhnlich. Der Standardfehler (SE) sollte aber deutlich kleiner sein als 30 % des Mittelwertes.

Wenn die Standardfehler (SE) zweier Mittelwerte sich überschneiden, kann man fast sicher sein, daß ein t-Test keinen signifikanten Unterschied ergibt. Wenn die Standardabweichungen (SD) zweier Mittelwerte sich nicht überschneiden, kann der t-Test durchaus »erfolgreich« sein. Da fast jeder Mediziner einen Taschenrechner mit Statistikfunktionen besitzt, kann er bei Publikationen, bei denen die Signifikanz nicht angegeben wurde, den t-Test leicht selbst durchführen.

Kurz eine Bemerkung zur Beurteilung der eigenen Werte.

Ist der Variationskoeffizient (Standardabweichung in Prozent des Mittelwertes) sehr hoch, also zwischen 50 und 60 %, sind folgende Möglichkeiten zu überprüfen: Die Verteilung ist stark unsymmetrisch, oder es liegen zwei Häufungen vor, oder die Stichprobe enthält wenige deutliche Ausreißer. Alle drei Faktoren erkennt man nach dem Abtragen der Einzelwerte auf einem Zahlenstrahl. Bei stark unsymmetrischer Verteilung muß eine andere Mittelwertsberechnung vorgenommen werden. Bei zwei Häufungen bildet man zwei Mittelwerte. Bei starken Ausreißern sollte man diese eliminieren. Ein sicheres und statistisch zulässiges Mittel dazu ist der Nalimov-Test. Der Korrektheit wegen gibt man in der Arbeit dann beide Mittelwerte an: den ursprünglichen und den, der nach Elimination der Ausreißer berechnet wurde.

Zur Beurteilung der Signifikanz von Unterschieden zwischen zwei Mittelwerten wird bei normal verteilten Stichproben der t-Test angewandt. Häufig wird vergessen, daß bei gepaarten Beobachtungen der Wilcoxin-Test wesentlich geeigneter ist. Für stark streuende Stichproben lassen sich auch unparametrische Rangtests anwenden. Die Einzelheiten zu diesen Tests sind in den entsprechenden Lehrbüchern oder Handbüchern gut erläutert. Hier sollten nur die einfachsten Anfänge erklärt werden, um den Einstieg in die medizinische Statistik zu erleichtern.

Eine Schlußbemerkung sei noch gestattet. Die Statistiker, von denen sich Studenten oder Assistenzärzte beraten lassen, fordern oft unrealistisch hohe Fallzahlen für die statistische Absicherung. Es ist und bleibt ein legitimes Interesse der Mediziner, auch bei geringen Fallzahlen möglichst gesicherte Aussagen machen zu können. Bei bestimmten seltenen Erkrankungen läßt sich die Zahl der Fälle nicht erhöhen, es sei denn, durch unrealistisch lange Beobachtungszeiträume. Hier ist der Biomathematiker gefordert Testverfahren anzubieten, die dem dringenden Bedarf der Mediziner entsprechen.

5. Anhang

5.1 Erfahrungen mit einer medizinischen Doktorarbeit nach dem Examen (von Ulrich Pfeil)

»Die Dissertation begann ich während des Studiums, allerdings erst im dritten oder vierten klinischen Semester. Es handelte sich um eine experimentelle Arbeit, die im Versuch dadurch sehr interessant war, daß mikrochirurgische und technische Probleme zu bewältigen waren. Die Versuche waren nach kurzem Einlesen in die Problematik auch schon bald innerhalb zweier Semester zu unserer Zufriedenheit beendet.
Anschließend folgten die Auswertung der Ergebnisse und das restliche Literaturstudium. Hier hatte der anfängliche Eifer schon ein wenig gelitten, da ja in der Regel der hier zu bewältigende Stoff bei weitem nicht mehr so interessant ist wie die Experimente.
Nun stand ich jedoch zusätzlich kurz vor dem zweiten Teil des Staatsexamens. Da man ja aber nur noch schätzungsweise drei bis vier Wochen intensiver Zeit benötigte, sollte die Prüfung und das Praktische Jahr der Doktorarbeit wegen nicht verschoben werden. Zunächst war im PJ an ein kontinuierliches Weiterarbeiten an der Dissertation gedacht, was dann aber durch die Tätigkeit im Praktischen Jahr fast auf den Nullpunkt absank.
In der ersten Hälfte des Jahres hatte ich aus lauter Interesse am ersten klinischen Wirken vieles nachzulesen. Während des restlichen Jahres war dann schon wieder der Prüfungsdruck für Lektüre außerhalb der Dissertation verantwortlich.
Danach kam schon Prüfung und Approbation, und danach hatte ich sämtliche Bücher zunächst einmal für zwei Wochen aus verständlichen Gründen verbannt. Während dieser Zeit wurden allerdings schon wieder Pläne geschmiedet und Bewerbungsschreiben fürs nächste Jahr verschickt. Nun kam endlich der lang ersehnte Urlaub.

Frisch gestärkt ging es nach dem Urlaub wieder nach langer Zeit an die Dissertation.

Es gab ein böses Erwachen, als ich dann feststellen mußte, was in dieser Zeit alles vergessen war. Um mich wieder in dem jetzt mindestens ein Jahr alten Stoff zurechtzufinden, die Gedankengänge von damals wieder aufzunehmen, um wieder einen Ausgangspunkt zu finden, verging eine ganze Woche.

Als dann gerade wieder von Produktivität gesprochen werden konnte, kamen erneut so wichtige Dinge, wie das Schneiden der Urlaubsfilme und das Rahmen der Dias, denn die Verwandten und Bekannten wollten natürlich wissen, wo man sich aufgehalten hatte. Aber für die Doktorarbeit hatte ich ja noch drei Monate Zeit. Zur großen Überraschung wurde mir dann eine Stelle angeboten, die mir gut gefiel; der Chefarzt stellte nur eine Bedingung: Anstelle erst nächstes Jahr zu beginnen, müßte ich in den nächsten Tagen schon anfangen!

Also liegt die zu $^4/_5$ fertige Arbeit schon wieder rum!

Der Tagesablauf, vor allem beim Anfänger und in den operativen Fächern, ist so vollgepackt, daß man abends nach meist etlichen Überstunden keinerlei Lust hat, noch kreativ tätig zu sein. Zusätzlich kommen die Nachtdienste und Wochenenddienste, die an der kostbaren Freizeit knabbern.

Das geht so weit, daß man früher Undenkbares tut (z. B. repariert man das Auto nicht selbst, sondern bringt es in die Werkstatt). Spätestens jetzt wird sich jeder fragen, ob da nicht doch noch ein paar Stündchen für die Doktorarbeit abzuzwacken wären? Doch, das geht schon! Jedoch erst nachdem man Dinge, die man in der Klinik nicht richtig verstanden hat oder die man dort wissen sollte, nachgelesen hat. Dann ist sicher noch am letzten Gutachten etwas auszufeilen oder ähnliches zu erledigen.

Wenn man dann aber ein paar Stunden Zeit gefunden hat, dann wäre es z. B. prima, wenn dann auch noch gleich der mit viel Geduld ausgestattete Doktorvater zu diesem Zeitpunkt erreichbar wäre. Meist kommt dann auch noch die Anfahrt zwischen Wohnung und Klinikort und der Uni dazu.

Trotzdem sieht man, daß es ganz langsam vorangeht. Jetzt sieht man aber auch, daß je länger man sich Zeit nimmt desto mehr neue Literatur zum Thema erscheint.

Als sich dann bei mir doch noch immer wieder ein Stückchen einschieben ließ, erschien ein Übeltäter, der sämtlichen wissenschaftlichen Werken den Garaus machte – mein Sohn!

Wieder ein halbes Jahr Pause!

Anschließend kam der erste Stellenwechsel, man hat ja auch noch seine Ausbildung zu machen. An der neuen Stelle gab es dann wieder die üblichen Anlaufschwierigkeiten mit häufigem Nachlesen. Und immer noch ein geduldiger Doktorvater, den ja schließlich nicht jeder hat!

Jetzt wird es allerdings brenzlich, denn es meldet sich schon der zweite Nachwuchs, nun hilft nur noch, einen Urlaub zu opfern, was ich im Moment tue. Denn wenn der neue Sprößling da ist und die Arbeit noch nicht beendet, sehe ich schwarz für einen Doktortitel.

Übrigens hatte ich während der Versuche eine Leidensgenossin, die jetzt mit ähnlichem Ausbildungsstand ebenfalls mit Kind noch an der Dissertation arbeitet.«

Empfehlung:
1. Die Dissertation so früh wie möglich beginnen. Die Arbeit hat in der Regel absolut nichts mit dem späteren Klinikalltag zu tun.
2. Wenn doch später begonnen wurde, lieber ein oder zwei Semester anhängen.
3. Falls doch schon das Examen gemacht wurde – keine Bewerbungen losschicken, bevor die Arbeit abgegeben ist.

5.2 Kriterien zur Quantifizierung der Lebensqualität (nach Karnofsky)

Hauptklassen	Stufen	Beschreibung der Lebensqualität
In der Lage, normale Aktivität auszuüben; keine spezielle Pflege notwendig	100 %	Keine Beschwerden, keine Evidenz der Erkrankung
	90 %	In der Lage, normale Aktivität auszuüben; geringe Zeichen oder Symptome der Erkrankung
	80 %	Normale Aktivität mit Erfolg ausführbar, aber deutliche Zeichen oder Symptome der Erkrankung
Nicht in der Lage zu arbeiten; das Leben zu Hause ist möglich; Pflege kann zum größten Teil selbst durchgeführt werden, zum Teil ist Hilfe notwendig.	70 %	Pflegt sich selbst, ist aber nicht in der Lage, eine normale Aktivität auszuüben oder aktiv zu arbeiten
	60 %	Benötigt gelegentlich Mithilfe, ist aber in der Lage, die meisten persönlichen Bedürfnisse selbst zu verrichten
	50 %	Benötigt Pflege und häufig allgemeine medizinische Betreuung
Nicht in der Lage, sich selbst zu pflegen; Spitalpflege ist notwendig; die Erkrankung kann rapide fortschreiten	40 %	Nicht mehr in der Lage, sich selbst zu pflegen; benötigt spezielle medizinische Pflege und Hilfe
	30 %	Schwere Hilflosigkeit; Hospitalisation ist angezeigt; tödlicher Ausgang noch nicht drohend
	20 %	Sehr krank; Hospitalisierung notwendig; aktive Pflege ist notwendig
	10 %	Moribund; fataler, rascher Fortschritt der Erkrankung
	0 %	Tot

Sachwortregister

Abbildung 85
Artefakt
–, elektronenmikroskopisch 104, 109
–, histologischer 109
Ausdruck 84
Ausreißer, Elimination 122

Bericht, schriftlicher 19, 34–35
Bezugsquelle 62
Blindwert
–, Enzymhistochemie 100
–, Immunhistochemie 101
Computer-Literatursuche 39, 46

Current contents 41

Danksagung 73
Doppelblindstudie 113–114
Drittmittel 36, 74

EDV, Einsatz bei der Doktorarbeit 81
email 50
Erhebungsbogen 117
et al. 71
Ethik-Kommission 113

Flächenbestimmung 113
Fluoreszenz, unspezifische 101
Foto 64
Freisemester 23
Fußnotenverwaltung, automatische 60

Histogramm 64, 120

Histologie 103

Internet 42

Kartei, Reihenfolge 54
Kostenabschätzung 36
Krankenblatt, Auswertung 115–116

Lebenslauf 73
Legende 64
Lesbarkeit 58, 60, 69
Literatur, irrelevanter 59
Literatursuche 39, 46

Medline 46
Molekularbiologie 93
Morphometrie, Treffermethode 112

Newsgroups 49

Originalarbeit, neueste 52
Originalität 56

Pathohistologie 103
Pathologie, submikroskopische 111
Pflichtexemplar 74–75
Photometer 91
Pilotprojekt 27, 66
Pipettieren 91
Probe
–, biologische 90
–, Veränderung 90–91
–, Verdunstung 92

Probelauf 33
Publikation
–, passende 54
–, wesentliche 58

Semester, zusätzliches 23
Serien, ähnliche Themen 32
Sonderdruck, Anforderungs-
  karte 54
Sprachstil 76
Standard, interner 93
Standardabweichung 120
Standardfehler 121
Statistik, Ausreißer 122
Synonyma, technische 77–78

Textverarbeitung 82
Tierschutzgesetz 118

Titelseite 73
Topochemie 100

Übung, praktische 19, 34
Übung der Methode 90

Widmung 73

Zahlenstrahl 119
Zeitdruck 29
Zeitschrift, Abkürzung 73
Zeitschriften, im Internet 48
Zitat 52, 59
–, Buchzitat 71
–, Zeitschriften 71
Zitier-System 60
zitieren 52, 54
Zwischenauswertung 92

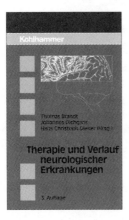

Thomas Brandt/Johannes Dichgans
Hans-Christoph Diener (Hrsg.)

Therapie und Verlauf neurologischer Erkrankungen

3., überarb. und erw. Auflage
XV, 1346 Seiten mit 126 Abb.
und 178 Tab.
Fester Einband/Fadenheftung
DM 384,–/öS 2803,–/sFr 342,–
ISBN 3-17-015144-4

Dieses Buch bietet eine systematische Zusammenfassung der in Forschung und Klinik gesammelten Erkenntnisse zum aktuellen Stand von Therapie und Verlauf neurologischer Erkrankungen. Die Neuauflage wurde vollständig überarbeitet und um wichtige Kapitel erweitert. Ein ausführliches und gut gegliedertes Register erleichtert den Umgang mit dem Buch.

Prof. Dr. Th. Brandt ist Direktor der Neurologischen Uni-Klinik, Klinikum Großhadern, in München.
Prof. Dr. J. Dichgans ist Direktor der Neurologischen Uni-Klinik Tübingen.
Prof. Dr. H.C. Diener ist Direktor der Neurologischen Uni-Klinik Essen.

Kohlhammer

W. Kohlhammer GmbH · 70549 Stuttgart

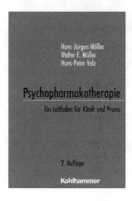

Hans-Jürgen Möller/Walter E. Müller
Hans-Peter Volz

Psychopharmako-therapie

Ein Leitfaden für Klink und Praxis
2., überarb. und erw. Auflage
580 Seiten. Kart.
DM 58,–/öS 423,–/sFr 52,50
ISBN 3-17-014297-6

Der wachsenden Bedeutung der Therapie mit Psychopharmaka sowohl im Tätigkeitsfeld des Psychiaters als auch anderer Fachärzte trägt dieses Buch Rechnung. Es stellt einen starken klinischen Bezug her, indem es das konkrete therapeutische Vorgehen erklärt und Fakten in Tabellen und Schemata übersichtlich aufbereitet. Nach einer Einweisung in die Grundlagen psychiatrischer Diagnostik und einem theoretischen Teil über die verschiedenen Psychopharmakagruppen folgt der praktische Teil, in dem das therapeutische Vorgehen detailliert und schlüssig beschrieben wird. Neu ist eine prägnante Kurzcharakteristik der wichtigsten Psychopharmaka.

Kohlhammer

W. Kohlhammer GmbH · 70549 Stuttgart